以頸為鑰

跟百齡人瑞學脖子保健，輕鬆疏通百病之源

（改版）

王唯工 著

自序　抗老從脖子保健做起

中華文化，傳承了上萬年，所累積的資訊，成億上兆！這其中有迭失、有變造、有假託的內容……也就光怪離奇、良莠不齊、是非難辨、真假難分了。這與今天我們因為電腦資訊科技的發達，造成知識之大爆炸有相似的處境。只是在中華文化中，這個知識大爆炸，已經發生幾千年了。也難怪訓詁考證，一直是中華文化中的核心學問。

在中華文化中，孔子「述而不作」，朱熹「校注四書」……都成就了大儒的身分。而黃帝《內經》在醫學上也是綜述各家之長，兼容並蓄。《內經》的核心內容：

十二經絡，應與河圖洛書是同時形成的，都是許多人心血的結晶。但其間經過戰火、天災、秦始皇焚書坑儒；或透過後人蓄意的變造，增加內容……以致留傳下來的內容，已經很多失真。

其他的醫書，大多由《內經》衍生而出，更因人之智慧、體會，各有所長，卻也難免瞎子摸象，各有領悟，青菜、蘿蔔各有喜好。金元四大家、溫病學派，各有所見，各逑所長。

至於保健方面，更是各家雜陳，只去翻一翻就能皓首，而不能窮之。

在我七十歲之前，多埋頭在科學驗證工具的開發，希望找到一個比較快速驗證的工具。一來可以不再需要記錄整個治療過程，因為以一個人生病與治療的整個流程來當樣本，是很難有對照組的，所以開發脈診來簡化臨床測試；二來也可以藉由脈診更深入了解中醫藥內涵的核心。

過去，為了自己虛弱的身子，一直是懂多少做多少，五十多年來嘗試著各種功夫和保健運動。

我自幼身體孱弱，少時就被斷定活不過十歲。幼年時，鼠蹊部脾經受重傷（同時壓傷睪丸）；由五公尺高的樹上摔下來，跌歪了脊椎骨，因而後背生惡瘡，經年不收口。又被石頭打中風池穴，血浸半身；釘槌打中印堂，血流滿面；其他如頭維穴、前頂穴、下巴的承漿穴……受傷出血就不勝枚舉了。小時候曾血中毒，打擺子瘧疾得四次，其他小怪病更是不斷，每想到母親當年養育之艱辛，就想要多開發些健康之道，以慰母親在天之靈。

而今活到七十歲了，自己也覺得慶幸，不僅沒有早夭，還能一天比一天活得健康開心，更是感激中國文化中有關健康的瑰寶。

我選擇養生之道時，總是先看是否合乎中醫之基礎學說：血液循環之「共振」理論；二則盡量汲取前人的經驗。這裡我有一個標準：提出這個養生之道的人，一定要活過八十歲，而且最好超過九十歲、一百歲，否則看看就好了。也是這兩個原則，讓我很快可以專心在比較實用、簡單和有效的運動之中。

這本書是專門為脖子老化所開發的保健處方。以孫思邈的指導為底蘊，加上多

年來研究的心得及長時間實踐、身體力行的體驗，還有一些發現的過程，以增加趣味性、學術性。

希望大家試試看，由淺入深，由少至多，逐步體驗是否真的對自己的健康有幫助。如果真有改進，記得要感謝孫思邈。

謹祝大家健康開心！

前言
《以脈為師》的全面解答

我們是怎麼老的？這是多少人心中的疑惑。

如果能了解老化的過程，我們就能進而推遲、甚至反轉老化的進程。在《以脈為師》書中，已點出老化的西方理論「端粒學說」及中醫之觀點「濕的堆積」。

不論由西方醫學之病毒感染或中醫之傷寒，都一再說明傷寒，也就是病毒，對健康傷害最烈。我們的老化不論由端粒學說或濕的堆積來分析，病毒感染都是老化最有力的推手，也常是把體弱之人送進鬼門關的臨門一腳。

最可怕的是傷寒之後，我們不能完全康復，反而由急性之傷寒，轉變為慢性傷寒。由嚴重咳嗽、大量的鼻涕、發燒、全身倦怠等急性症狀，緩和為慢性的咽喉腫大、慢性鼻炎、氣喘……。

慢性傷寒在現代人大量使用電腦及手機之後更為普遍，而其中的罪魁禍首，就是「脖子歪了」。

這本書中我們要討論，歪脖子是如何產生的，為什麼會衍生出各種慢性病？更重要的是，要如何防治這個慢性傷寒——這可是《以脈為師》出版後，我被問了千百遍的題目，就在本書做個比較全面的解答。

Contents
目 錄

PART 1

脖子的重要性 14

脖子是多條血管的通道，更是神經、血管與經絡的必經之路，脖子歪了，開始堆積濕痰、酸水，接著向下影響內臟，造成抵抗力下降、提前老化、產生危害身體健康的惡性循環……

PART 2

中醫學重視頭頸第一人——談孫思邈養生之道 42

Contents

目錄

Contents

目錄

PART 6 脈診與經絡 138

脈診三千多年來一直在類比的範圍中無法量化分析，但在過去三十年的研究中，我們由血液循環共振理論建立中醫基礎理論，賦予經絡及穴道生理意義，並研發了脈診儀，本篇介紹了脈診儀研發至今的脈絡與運用。

PART

1

脖子的重要性

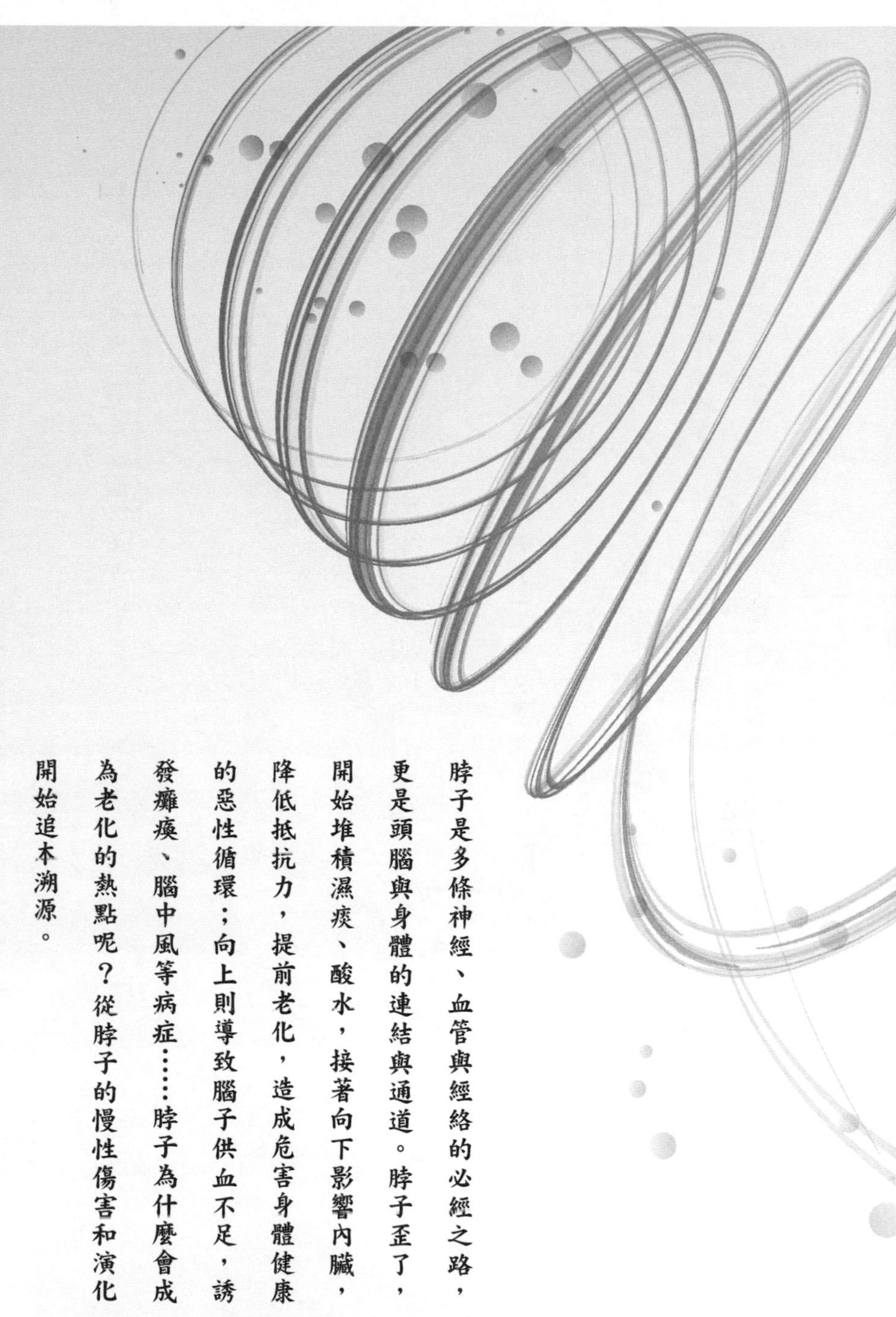

脖子是多條神經、血管與經絡的必經之路，更是頭腦與身體的連結與通道。脖子歪了，開始堆積濕痰、酸水，接著向下影響內臟，降低抵抗力，提前老化，造成危害身體健康的惡性循環；向上則導致腦子供血不足，誘發癱瘓、腦中風等病症……脖子為什麼會成為老化的熱點呢？從脖子的慢性傷害和演化開始追本溯源。

1 談慢性傷寒

在中醫的經典中，具體提出治未病的是《內經・素問・四氣調神大論》。

夫四時陰陽者，萬物之根本也。所以聖人春夏養陽，秋冬養陰，以從其根，故與萬物浮沉於生長之門。逆其根，則伐其本，壞其真矣。故陰陽四時者，萬物之終始也，死生之本也。逆之則災害生，從之則苛疾不起，是謂得道。道者，聖人行之，愚者佩之。從陰陽則生，逆之則死；從之則治，逆之則亂。反順為逆，是為內格。是故聖人不治已病治未病，不治已亂治未亂，此之謂也。夫病已成而後藥之，亂已成而後治之，譬猶渴而穿井，鬥而鑄錐，不亦晚乎。

參照《內經》對於治未病的說法，可以發現由「慢性傷寒」的病理狀態與表象來看，仍符合《內經》所說的未病。

❖ 潛伏的細菌伺機而起

當流鼻涕、咳嗽、多痰，甚至發燒、全身倦怠等明顯的病態消失時，仔細感覺一下，咽喉還是覺得有些發癢，如果張口檢查，則會發現扁桃腺或唾液腺可能仍舊紅腫著，這時病情雖然已穩定在一個正邪平衡的狀況，但身體的抵抗力不能把殘餘的「邪」徹底消滅。此時的「邪」，大多已是病菌，只有少數可能是病毒。而正邪間的熱戰已經停息，細菌也沒有能力再向其他組織擴散，呈現一個冷戰的狀態，相互對峙著。

大家都知道希臘的著名史詩故事「木馬屠城記」。特洛伊城久攻不下，希臘軍隊決定假裝撤退，並打造一隻巨型木馬放置在城外，特洛伊人以為是戰利品，不疑有他就拖進城內，但沒想到木馬中藏了許多敵軍，到了晚上裡應外合，特洛伊城一下子就被攻破。

這種「慢性傷寒」所面對的也是相同的危機。因為敵人已經躲在身體裡面，只要外面的敵人打過來，裡應外合，很快就能攻城略地，讓我們病倒。

在吳鞠通的《溫病條辨》中就指出「**太陰內傷，客邪再至**」，於是內外相引。這就是比較難治之病，也是比較入裡、比較嚴重的病。

所謂太陰，有足太陰脾經與手太陰肺經，此處所指之太陰，主要應是脾經。因為脾經是衛氣之根本，此太陰內傷造成濕遏衛陽，就是濕傷脾。而脾為衛氣大本營，衛氣就是人體的防禦抵抗力。因濕邪傷了脾，加上營氣為衛氣之本，也就是其所對應的第三諧波（營）、第九諧波（衛），加上第六諧波（膽），是共振之倍頻（六為三之二倍，九為三之三倍），故有最強的相生特性。（請參看《氣的大合唱》）

在《傷寒論》中也指出，嚴重的傷寒可以「直中三陰」，也就是病毒侵犯可以不經過風寒初起、太陽經受之等等，由表入裡，或是由腑而臟的傳變過程，而直接就侵犯以脾經為主的內臟，是為嚴重的大病。

❖ 未病，現代人的隱憂

這些中醫經典都指出，如有濕邪，也就是酸水，造成細菌聚集之地（請參看《水的漫舞》），即是在身體內的木馬，而木馬裡面藏著最邪惡的敵人。一旦有外邪，不論是病毒或細菌，或風、寒、暑、濕、燥、火六淫，在外引動，就會裡應外合，一起造反。

身上帶著這些不定時炸彈的人，平時與常人無異，但是特別容易傷風感冒。常常感冒只是其一，一旦得了感冒，又會比別人病得更重、拖得更久，逐漸變成慢性鼻炎、慢性咽喉炎、慢性氣管炎……，一次比一次惡化。想要找出原因，卻往往只能得到「體質不好」的答案。接著，細菌逐漸擴大其勢力範圍，進而產生全身性的慢性病。

根據長期觀察，許多糖尿病、胃腸病，甚至腎臟、肝臟疾病，都是在嚴重的傷寒之後才被誘發的。

在現代社會中，幾乎人人都是「慢性傷寒」的患者，只是病情的輕重有些不同而已。這種「慢性傷寒」也是人類老化的最普通途徑。

2 脖子的演化

在生物演化的過程中，脖子的進化，具有指標性的意義。由早期的動物，如魚類、兩棲類、爬蟲類身上，是完全看不出脖子的存在。

❖ 動物脖子的演化

動物演化至能飛行，主要是因其上肢演化為翅膀，體毛變長並演化成為羽毛，然後能展翅飛翔。不過，原來的肚子及下肢的重量，遠遠超過上肢與上肢以上的脖子及頭部的總重量，飛起來當然非常不容易平衡。為了提高飛行的效率，鳥類演化出非常細的下肢、非常壯碩的翅膀和胸肌，以及很長的脖子。我們可以觀察發現，愈需要長途飛行的鳥類，脖子愈長，飛行時不僅容易平衡，而且可用尖嘴劃破空氣障礙，減少阻力。但是會飛的動物，雖然演化出很長的脖子，但並未隨之演化出更大的腦袋。反倒一方面為了啄食方便，更是為了平衡下半身的重量，在上半身的最前端，加上重重的喙。

於是鳥嘴在飛行時，經由伸縮脖子的動作，就可以藉槓桿原理，調整脖子（力臂）的長度，增加飛行時的靈活性、操控度及穩定性。而鳥類的大腸也是非常短，大便絕不留在體內，一旦消化完，立即排出體外，以減輕腹部重量。

而哺乳類雖然有了脖子的外形，但脖子常比頭還粗。像老鼠的模樣，就是我們罵人常說的「小頭銳面」；犀牛、大象雖然臉大了些，一樣脖子又粗又短，必須轉過身，才能看左邊、看右邊，不能光靠轉動脖子左顧右盼，一點都不靈活。所以，當犀牛要來撞你，一定得要移動整個身體，先把頭上的「角」對著你。

直到演化成猴子，脖子就顯而易見了。但相對而言，其實是頭部變大，腦容量變多，而不是脖子變細了。在此同時，動物長出了肩膀，逐漸站立起來，因此脖子可以較正、較直的支撐頭部。而此時我們的經絡也進化到有大腸經、三焦經。有了三焦經之後，身體的體毛也逐漸退化。

《內經》上寫著：「三焦者決瀆之官，水道出焉。」這時演化出分布全身的汗腺，身體對體溫的調節也更為有效。

由鳥類到人類的脖子演化過程，可以發現，脖子相較於身體各個部位，可說是變化最為巨大的部位。鳥類之所以長著長脖子，我們已有些了解，而人類腦子變大時，為什麼脖子不是同時強化呢？沒有相對變粗、變壯，反而變細、變弱了。

❖ 人類的脖子演化與功用

在由猴子演化到人類的過程中，變化最大的是腦容量變大、功能變得複雜；頭部愈變愈大，經絡愈變愈多，因此，相對於身體其他部分，對於氧氣與供血量需求也大量的增加。

不過，在這個演化進程之中，脖子並未因頭部變大、腦子供血增加而跟著變粗。但卻要支援更多的經絡及血管通過，並且增加血液的流量，以將更多的血液、氧氣供給逐漸演化為愈來愈大的腦子及頭部，相對於以往的動物，人類脖子的負擔似乎更大。

當人站立起來後，頭不再位於脖子的前端，而是在上方。身體與頭的相對位置，由前後連結變成了上下支撐。原本身體與頭的相對位置在前後狀態時，脖子需要很大的力量向上拉，以穩定住頭部不往下墜，所以動物脖子的後面，都有肥厚的肌肉群，才能把脖子拉住。

漸漸演化成為人類後，頭已長在身體的上面，不再向前伸出，也不需要很大力量吊住，來維持不向下墜。此時，頸椎已是一節一節的直接堆疊往上，因此脖子的肌力就大幅退化。

❖ 脖子演化後的優勢

頭在身體之上，在演化上究竟有什麼優勢？

人的頭部因為腦子之增加愈來愈重，而人又要將雙手釋放出來，做較複雜的勞作或工藝，於是站立起來，讓手與頭腦相互作用，同時進步。如大拇指與其他四指分開，可以更靈活運用工具，甚至能做更精細的工作，如畫圖、寫字、雕刻、剪裁……。

大腸經、三焦經、小腸經、心

大腸經、三焦經、小腸經、心經位置圖

▶ 在演化過程中，大腸經、三焦經、小腸經、心經逐漸演化出來配合手至頭部的供血，用以提高手與腦的分化功能。

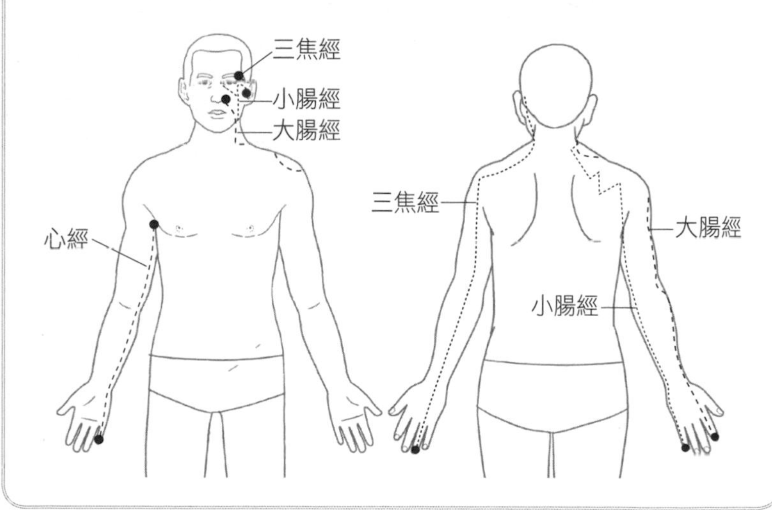

經也在這個過程中逐漸演化出來配合供血，尤其是手至頭部的供血，用以提高手與腦的分化功能，衍生各種高深的思考、精密的動作。手腦並用，讓人類有語言能力，進而可傳說、可讀寫，利用文字可記錄，以保存延續知識，進而創造發明。

而頭放在身體的正上方，在人類站立起來後，不僅釋放了我們的雙手，也加強了脖子的轉動能力。少了肥厚的後頸部肌肉，脖子變細，更加可以自由的轉動了。這對上古人類或猴子都是極為重要的優勢。

動物的眼睛長在臉上，也就是頭的正面，就像是個預警機。兩軍交戰，愈早發現敵人的一方，對後來的作戰愈有利。這個附有預警機、雷達功能的動物雙眼，也要能夠四面八方的掃視，才更具備優勢。所以，當人類擁有這個細細的脖子，就擁有了一個容易自由轉動的功能，不但有利於盡早發現食物，也能更靈敏的發現四周的敵人，這在演化上又是絕大的優勢。

3 現代人的脖子是百病之源

在古文中就有「案牘之勞形」的說法，表示坐在辦公桌或書桌是很傷身體的。這個人類進化的關鍵發展，手腦的高度進化，產生了現代的文明，卻給了我們一個十分脆弱的脖子。

❖ 肌肉與關節的微妙設計

脖子一方面提供轉動，也是多條血管的通道，更是延腦所在之處。頸椎是包含頭腦與身體交通的全數神經及多條經絡的必經之路，而這些轉動既不能阻礙血液的暢通，也不能壓迫到神經，不能妨害經絡運行，足見設計之精巧。

在《以脈為師》書中曾指出頸椎與肌肉的力學結構，與胸椎及腰椎之不同。脖子的肌肉與頸椎是平行的；而胸部及臀部肌肉是與脊椎骨垂直的。

脊椎不正或椎間盤（為避免骨頭硬碰硬，而在一節一節脊椎骨間加的軟墊）的病變或突出，多是由於兩側肌肉，不能平衡拉住每一節脊椎，造成這節脊椎歪了，進而壓迫與上一節及下一節脊椎之間的軟墊。

這兩側肌肉不能平衡施力，大多又肇因於一側肌肉的過度使用，使肌肉長時間處於拉緊狀態，血液、氧氣被收縮的肌肉阻擋在外面而造成的。

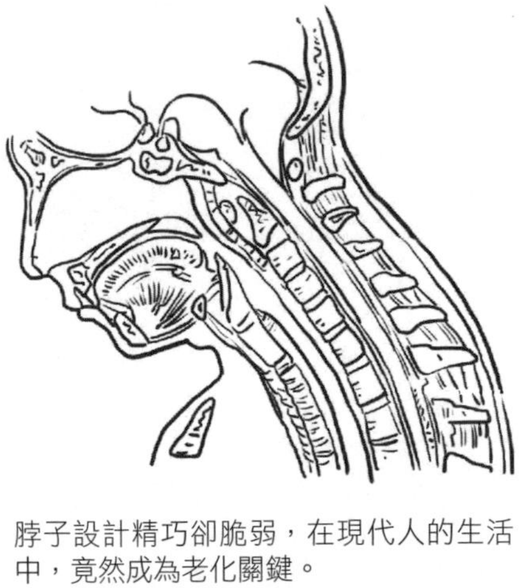

脖子設計精巧卻脆弱，在現代人的生活中，竟然成為老化關鍵。

當我們學習太極拳或氣功類的功夫時，老師總是一再叮嚀我們放鬆、全身要放鬆，其道理也是一樣的。由於心臟收縮會產生壓出血液的能量，但心縮壓分配到各個穴道或肌肉，只有不足十幾公分的水柱，只要肌肉沒有放鬆，稍微緊了些，血液就流不進去了。

運動對健康之所以十分重要，也是因為這個緣故。**肌肉在運動時一鬆一緊，骨頭的關節在運動時一開一闔，都是促進血液流進肌肉或關節的重要動作。**

而當人們沒有運動時，不論肌肉或關節，更需要處在放鬆的狀態，否則長時間沒有運動，又沒有放鬆，血液就難以流進肌肉或關節內，這樣會使肌肉因缺氧產生酸水，進而失去彈性，關節也因此產生酸水，堆積代謝廢物，失去給養，加速磨損。更可怕的是，如有細菌趁機進駐，那就更複雜了，先是會痠痛、紅腫，然後充滿黏液而喪失功能。

無論是道法自然，或是上帝依照自己的形象造了人，這個細長而優雅的脖子，精雕細琢了這麼多的功能，默默地為我們工作，每天十六小時以上，從不懈怠，卻不幸被我們虐待，反而成了老化的罪魁禍首。

❖ 現代人生活型態對脖子的傷害

為了轉動方便，脖子放到身體的上方，以脊椎為軸，上、下、左、右都能看得見；再加上手腦並用，透過智慧知識的開發與傳承，使人類成為地球的主人。

當人類的知識發展進入了資訊時代，電腦、手機、平板……這些個人電子裝置，尤其是手持裝置，讓大家經常都將眼睛盯在顯示幕上。於是脖子就被「釘」在一個方向，甚至同一個位置，一「釘」就一兩個小時以上。這個可不是脖子原始設計時所預想的情境。

人類雖然仍在演化之中，但是資訊時代之來臨，可是又快又急，我們演化的速度，就遠遠地落在後面。這個嶄新的時代對脖子的挑戰是前所未有的，而醫學或生理學好像也沒有跟上腳步。

現代人的生活與古人比較起來，有兩個明顯的不同之處：第一是坐辦公桌時間愈來愈長，第二是對電腦的依賴愈來愈重。一個上班族在八小時的上班時間內，總有六、七個小時是坐在電腦前面，一動不動地盯著螢幕看資料，下班之後繼續使用手機、平板，一天加起來，有十二至十六小時都在看螢幕。

只看螢幕還沒關係，更可怕的是低著頭。所以，現代有個生動的稱號叫「低頭族」，指的就是一天到晚醒著就低著頭，眼睛盯著3C螢幕，手指在面板上滑來滑去的人。上班時看公事、辦公事；下班後傳訊息聊天、玩社群、上網購物、玩電腦遊戲，甚至有人網路成癮，一個小時不碰螢幕、不上網，就像鴉片癮發作一樣，渾身不自在，甚至打呵欠、流眼淚……感覺活不下去。

從豬、狗、牛等頭長在身體前面的動物，經過猴子、人猿……逐漸站立起來，頭演化成長在身體的上面，脖子不再需要無時無刻吊著沉重的腦袋，後頸部肌肉亦隨之退化，脖子變成細長而優美。這個進化的過程，並未能預料到，現代人因為電腦科技的發達，每天盯著螢幕長達十餘小時，而且是低著頭，像豬、狗、牛等動物一樣，又把頭伸到身體的前面去了，可是頸後的肌肉卻還來不及演化，回到豬、狗、牛一樣「強壯的後頸部肌肉」。

在肌肉力量不夠支撐的情況下，由於各節頸椎不是垂直架在下一節之上，肌肉因疲勞而痠痛，進而麻木，再也沒有能力支撐這個強加在其身上的功能。於是放棄了，使得各節頸椎無法維持相接處的空隙，產生磨損，肌肉也因長期疲勞，堆積酸水，開始長些脂肪，將多餘、排不走的酸水包覆起來，此時後頸部肌肉（大約是膀胱經的位置）會長一些軟軟的肉瘤。

如果狀況繼續惡化，就會形成垃圾堆積中心。因為酸水堆積處，血液循環嚴重受阻，身上各種廢物就自然而然的以此處為堆積場。就像一個地

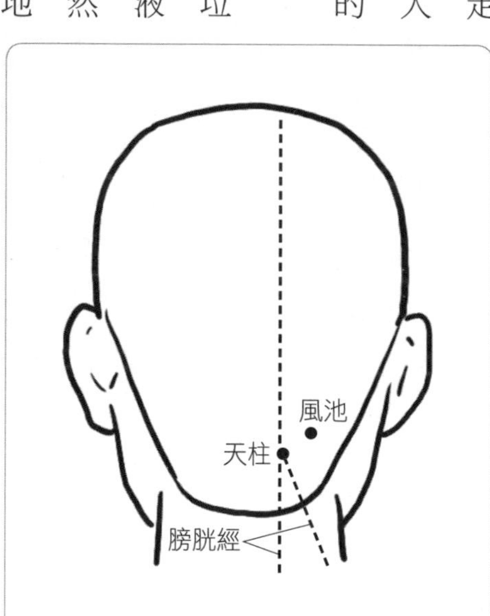

頸後膀胱經位置是容易堆積酸水、長肉瘤的區域。

方有人丟垃圾，其他人也效法，一下子就成了一個大垃圾堆。

只是個垃圾堆還不夠可怕。就像在我們周遭的垃圾堆，一定是蒼蠅成群，蟑螂亂竄，甚至是老鼠、野貓、野狗都來找食物般，我們的脖子也會因此細菌叢生，毒蟲群聚。

你能想像你的脖子，成了一個垃圾堆，而且養了一大群蒼蠅、老鼠……，還有細菌、毒蟲……，成為百病之源嗎？

4 酸水的堆積與「漫延」

雖然說脖子成為垃圾堆，令人不敢想像，但真實的情況更為可怕。我們的身體本來就躲藏了許多細菌，這下子再多個垃圾堆，就像是細菌的天堂，吃喝齊全，又沒有白血球與抗體的追殺，自然就在此落地生根，繁衍子孫。

❖ 酸水堆積的過程

細菌勢力範圍坐大，與垃圾堆一同成長，結成腫塊，阻撓血液循環，增加酸水生成，也擴大垃圾堆體積。而垃圾堆之擴大，正好提供細菌營養及躲藏的庇護，將身體的抵抗力與清潔部隊阻於垃圾堆之外。

這些只是順著時間自然而然發生的情況。如果遭受病毒感染，也就是傷寒，又會是什麼光景呢？

病毒首先會攻擊我們的免疫系統，也就是營衛之氣中所稱的衛氣。這在葉天士的醫學理論中占了核心的地位，與吳鞠通的「三焦治則」，同為明末以來中醫學上之重要發展。

要將衛氣壓制下去，必須仰賴三焦、膽、脾這三個經絡，此三者代表營衛氣及其出外入裡之通道，而這三個經絡共振頻分別為第三（脾）、第六（膽）及第九（三焦）諧波。

第三、六、九諧波，本就因位於頸部與頭交接之處，受到強大壓力。如果脖子歪了，整個頭歪斜而直接壓迫頸脊，能量沒法傳送，進而使三個諧波能量受到壓抑，會陸續出現更嚴重的症狀。

就病毒入侵的角度來看，脖子歪了這件事，可是最佳內應。因為這個現象，壓抑了我們的抵抗力（衛氣）及本身體力之根本（營氣），也就是第三、六、九諧波送血入器官及經絡的能力，因而抵抗力低下，而且後備部隊不但招募不到，更訓練不出來，防禦工事殘破不堪，增援部隊也無力徵集。於是外敵（病毒）很容易在短時間內就長驅直入。

我們還忘了這兒有個垃圾堆，養了大批蒼蠅、蟑螂、細菌、毒蟲……，這下可好，全成為病毒的內應。病毒進一步壓抑抵抗力，提供細菌擴大地盤、增加數量的環境；而細菌則擔任病毒的馬前卒，破壞身體各器官，占據身體各經絡，一步一步加速我們的老化，促成身體退化、衰亡。

❖ 惡性循環，每況愈下

分析一下這個惡性循環，從脖子歪斜開始，造成抵抗力低下，接著使脖子成為酸水中心、垃圾堆積，細菌接著來建立堡壘，再引導病毒入侵，進一步壓抑抵抗力，協助細菌擴大地盤，並與病毒一起傷害身體，結果造成脖子更歪斜，抵抗力更低下……最後又回到起始點，如此循環不斷，每況愈下。從大循環圖中可見細菌一波又一波擴大勢力範圍，加速我們身體的衰敗及老化。

即使身體動員了大量資源，消耗了太多體力，也只能力挽狂瀾於「與病毒一起傷害身體」這個階段前，看起來中止了急性的症狀，並

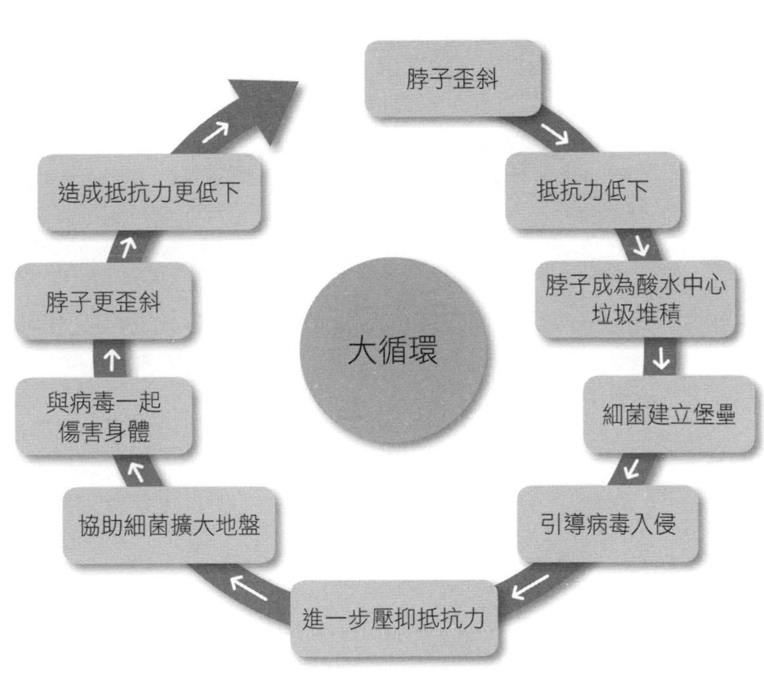

減少急性的傷害，結束這個下墜式的健康惡化，但不少人就在這個階段，駕鶴西歸。即使沒死，一個健康的大躍退依舊發生，而此惡性循環仍將持續循環下去，只是縮小了循環圈，如圖示之小循環。

如果這些惡性循環只是造成脖子成為酸水中心，這還不是最可怕的。若這兩個大、小惡性循環只是侷限在頸部肌肉，那還不打緊，最多造成頸椎之異常，長骨刺，骨頭變形，頸椎沾黏在一起罷了。

但是人因為站立了，頭長在身體

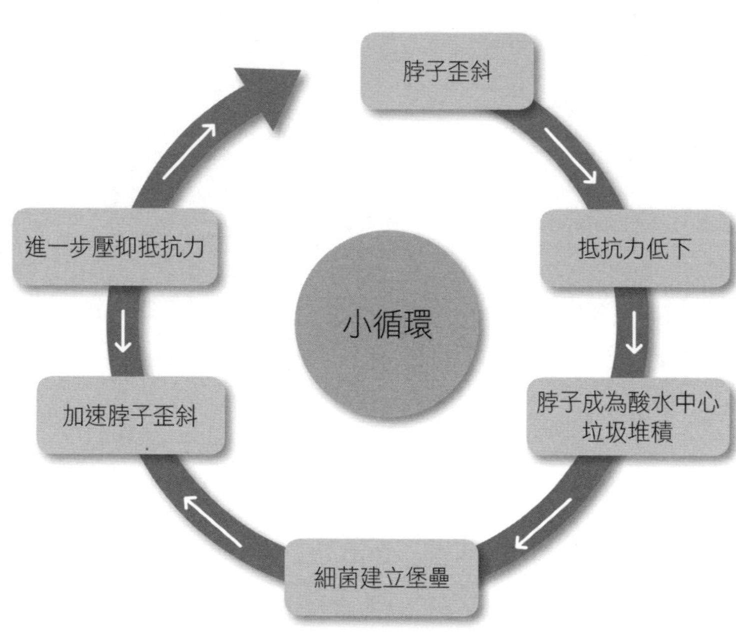

正上方，脖子也在身體的正上方。這個位在脖子，也就是胸腹、腰膝之上部位的酸水中心、細菌溫床，即使沒有病毒的協助，也會順著身體，靠地心引力的幫忙，向胸、腹、腰、膝一直「漫延」下去。（請參看《水的漫舞》）

即使只在脖子的部位作用，但因為脖子上段有延腦，這是最原始的腦子，又稱腦幹，是血壓、心跳、體溫等基礎生理功能的控制中心。如果脖子裡的垃圾堆，堆積到腦幹上去，就可能造成心律不整或心跳遲緩等狀況，這可是足以致命的症狀；也可能引起高、低血壓症，尤其是低血壓症，目前沒有什麼治療藥物，可以把這種低血壓給升上來，所以也是要命的症狀。最近新聞常聽到名人們腦幹出血，也就是腦幹中風，這也是立即能要命的。

以上這些都是由脖子的垃圾堆擴大，造成對健康的直接傷害，都非常危險，目前卻沒有什麼指標可以偵測預警，也不知如何預防與治療。

❖ 酸水向下漫流，製造各種病變

「酸水垃圾桶」向下往身體腰膝、雙手「漫延」後，狀況就更為複雜了。這些帶菌的酸水，可說是漫流到哪裡，就把麻煩帶到哪裡，是道道地地的麻煩製造者。

這些酸水本身不但會妨害血液循環，由其攜帶的細菌與垃圾更有如土匪，所到之處一定引起發炎症狀。由於有酸水與垃圾的簇擁與保護，這些細菌就像坐了裝甲坦克車，或是搭乘攻擊型直升機一般厲害。而且這些細菌與身體的抵抗力——白血球、抗體等，已經在脖子經過長期作戰，所以顯然經驗豐富、訓練有素，如今只是揮軍向下。

於是當細菌走到心臟的位置，就能造成心血管堵塞；走到胰臟的血管，就能發作糖尿病；到了下背，就產生下背痛；走到腎臟血管，可產生腎臟病變……這些酸水挾帶著垃圾及細菌，就這樣大搖大擺沿著膀胱經的各個俞穴，侵入各個器官，造成各種各樣的慢性病，甚至急性發炎。如果再往下，可造成腰部、膝蓋的各種痠痛、

紅腫、發炎，成為各種慢性病之源頭，這也可以說是慢性傷寒的惡化過程。（請參看《以脈為師》）

這個頸部的垃圾堆，也可以經由三焦經、小腸經、大腸經，向手輸送，造成網球肘（肘部痠痛）、電腦腕（手腕痛）或板機指（手指彎曲困難）。

這個垃圾堆也可成為一個酸水及細菌集結的大本營。只要其他部位，如手肘、膝蓋、腸胃……等，不論是肌肉或內臟，受傷或者因為消化不良而傷食，就可能與此大本營互通信息，連成一氣，相互支援，致使身體的淪陷區日漸擴大，而濕就在身體中恣意漫舞，開始侵蝕健康，引發疾病，最後走向死亡。

更何況脖子的病症，妨礙血液由心臟輸往腦子，也是造成智力下降、痴呆、腦中風，以及其他腦神經病變的原因之一。

PART 2

中醫學重視頭頸第一人

——談孫思邈養生之道

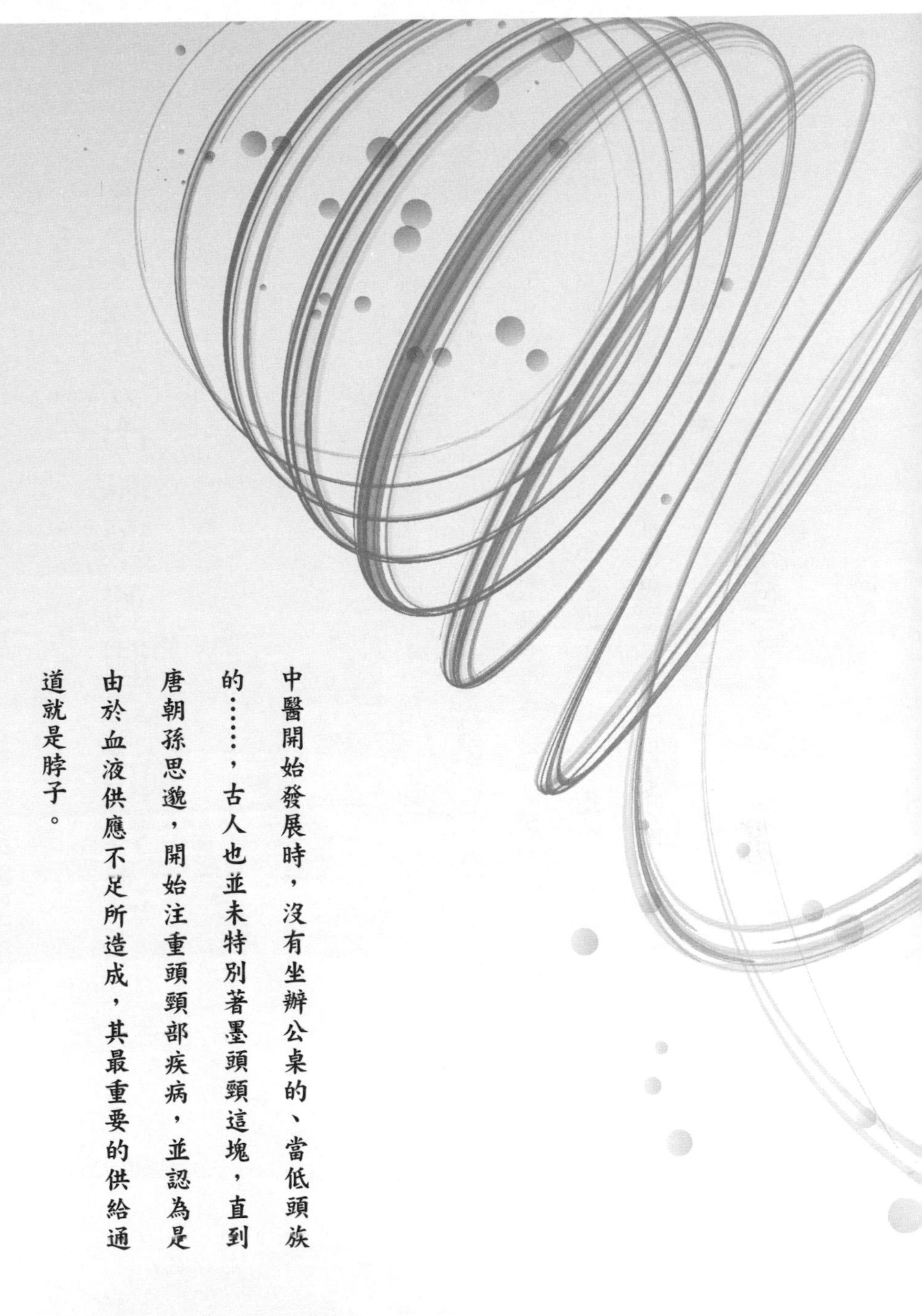

中醫開始發展時，沒有坐辦公桌的、當低頭族的……，古人也並未特別著墨頭頸這塊，直到唐朝孫思邈，開始注重頭頸部疾病，並認為是由於血液供應不足所造成，其最重要的供給通道就是脖子。

5 探究中醫學對脖子的看法

太陽經、三焦經都是由手走頭，也就增加了到頭部的血液供應，同時也增加腦容量。在現代智人，也就是我們，與其他人類如尼安德塔人或直立人，或者與我們平行演化的其他人種，由經絡的發展過程來看，他們可能只發展到第九諧波（三焦經），沒有發展出第十諧波之小腸經，或第十一諧波之心經，因而手部及腦的功能可能都比較不發達。經絡系統的逐漸演化成形，可能是生物演化另一個重要環節，與基因之改變是並行而不悖的。

由河圖洛書之數字一至九來看（請參看《河圖洛書新解》），經絡只討論到三焦經。而漢馬王堆所發現的古經絡圖也少了心經（第十一諧波），似乎暗示著人類仍在繼續演化過程之中。是否幾千或幾萬年之後，又會多了第十三個經絡？該叫什麼經呢？也耐人尋味。

中醫是研究氣血的醫學，也就是研究循環為核心知識的醫學，可是到了電腦發明三、四十年之後，反而是西方先發現脖子有病的人變多了。當然，這是根據統計學或流行病學的資料所得到的初步結論，但還不知道究竟是為什麼發生的。（請參看《以脈為師》）

而中醫的基礎本來就是氣血理論，為什麼從古到今也一直沒有發現這個脖子的重要性？

在《內經》成書的年代，沒有多少人是坐辦公桌的，當時人們生活方式與脖子演化的目的——便於打獵、採集、耕作等，並無太大悖離，而且此時全民皆兵，打仗的訓練也是全民運動。直到唐朝劉禹錫的〈陋室銘〉，才開始見到「案牘之勞形」的字句，將坐在桌子前看書、看公文，視為對身體之傷害。

銀行家孔祥熙是宋家三姊妹之大姊宋靄齡的先生，據說他的先人很多因用功讀書，積勞而死，因此指示子孫棄學從商，而成為一代大賈。雖是名人軼事，但卻可從中體會伏案用功的壞處。

後來《傷寒論》將三部九候，簡化為六經辨病，雖然仍留下「風寒初起，太陽經受之」，沒有將太陽經遺忘，但是對「上部」之著墨，已是少之又少。

再到了明末清初，溫病學者吳鞠通提出三焦辨證學說，表示「上焦心肺，中焦脾胃，下焦以腎及膀胱」為主。並依據《內經・靈樞・營衛生會第》之「上焦如霧，中焦如漚，下焦如瀆」，提出治病原則：「治上焦如羽，非輕不舉；治中焦如衡，非平不安；治下焦如權，非重不沉。」

這個學派把《內經》的天部（上部）完全忽略了。自此以後，中醫教材皆以此為準繩，於是脖子以上，包含腦袋，就全被遺忘了。

此時，這個脖子與腦子已在中醫的預警範圍之外，且完全看不見了，這是自我設限的結果。又怎可能研究上部之病，並發現脖子為老化的風險地帶呢？而定義三焦經所覆蓋範圍，也一樣限縮到包圍胸腹腔之油膜。

在溫病學說出現之前，中醫有另一個輝煌的時期「金元四大家」，也就是劉完素的寒涼派、張從正的攻邪說，以及最有名的李東垣脾胃說、朱震亨的養陰說。關於朱、李二人學說，《以脈為師》中有詳細介紹。在金元四大家的理論中，也沒有對「上部」多加著墨，而是以清火（劉）、補脾（李）、補腎（朱）、攻邪（張）為主。

我們在古籍中苦苦追尋，有哪位名醫對脖子和頭部（也就是上部）特別留意，終於找到了藥王孫思邈。

6

孫思邈：結合中西醫第一人

孫思邈是唐朝京兆華原人（今陝西省耀縣），是著名的醫師與道士，被譽為藥王。西元五四一年或五八一年生，至六八二年卒。

孫思邈將道教內修功課與衛生學結合，提出養生的一些要訣，直到今日仍有極大的啟發性。其著作有《千金要方》及《千金翼方》，為今日用藥之經典，特別受到日本人推崇，國內外亦有許多專門研究孫思邈醫藥學的學術團體及機構。

他特別強調醫德，在所著《千金要方》中，以〈大醫習業〉、〈大醫精誠〉兩篇專文，有系統的論述：醫術要精進，不斷進修，而品德要高尚。

中國道家特別重視養生，自己尋求今世之福分。修身養性，以求一己之昇華，成道成仙；但也以自己的心得行醫、傳道。而孫思邈是在儒、道、佛之間優遊的名醫，他在〈大醫習業〉中寫到醫者須涉獵廣泛，勤於進修，其曰：

若不讀五經，不知有仁義之道。不讀三史，不知有古今之事。不讀諸子，睹事則不能默而識之。不讀《內經》，則不知有慈悲喜舍之德。不讀莊老，不能任真體運，則吉凶拘忌，觸塗而生。

〈大醫精誠〉中則抒發醫者胸懷，曰：

凡大醫治病，必當安神定志，無欲無求，先發大慈惻隱之心，誓願普救含靈之苦。若有疾厄來求救者，不得問其貴賤貧富，長幼妍媸，怨親善友，華夷愚智，普同一等，皆如至親之想。

字裡行間充盈了開闊的胸懷與醫道的理念。他雖曾擔任唐太宗的御醫，醫術高超，但由於醫道的精神，他婉拒了隋文帝、唐太宗、唐高宗、周宣帝、周靜帝所賜官爵，最後退隱山中。

在他的醫學著作中，把目、口、舌、唇、齒、喉、耳等面或頭部疾病稱為「七竅病」，而內科治病則按臟腑逐一論述。此外，他將神經從腦血管病分出，對神經異常能引起感覺、情感、思維、語言、行為之障礙等，另成一類。

此外，孫思邈對於內分泌異常也有涉及，且對食療與養生觀念的倡導相當積極。《千金要方》中，肝臟有六十二方、膽腑有六十八方、心臟一五七方、小腸腑八十五方、脾臟上七十方、脾臟下熱痢一〇三方、胃腑一一七方、肺臟一二八方、大腸腑一四二方、腎臟一一二方、膀胱腑二十五方……。有近代醫家認為，《千金要方》的分類，與西醫以各個系統分類的治則是一樣的，而推崇他是結合中西醫第一人。他這種以器官、系統為分類的方法，特別容易為日本人接受，也因此成為日本人最推崇的中醫。

其實他自己認為這是依據《內經》之指導，即十二經脈循行及主病、三部九候的脈學理論、五臟六腑的生理和病理變化。由於他是在中年之後，已經擁有獨立思考的病理邏輯，才接觸到張仲景的《傷寒論》，因此當形成他自己的醫療體系時，不僅沒有受到《傷寒論》的影響，反而保存更多《內經》的原汁原味，在今天看來更是有趣。

但在上述分臟分腑的治療中，仍少了心包經與三焦經。對於這兩個經絡的理解，在《內經》提出之後，後來的古籍與現代教科書內容，一直都沒有明確的釐清，直到今日仍有爭論。

不過，孫思邈將脖子歸在肝膽經，又擅長治療「七竅病」及「腦」、「神經」等頭部疾病，對上部之了解應是《內經》以降的第一人。

無論由解剖學或演化來看，脖子都是身體最重要的部分。

從解剖學的觀點，脖子之上為頭，頭殼內有最重要的腦子，這個腦子掌管了運動與感覺，甚至內臟、內分泌的平衡。腦子對身體各部分、各器官的指令，都要經由脖子神經系統向下傳遞。而腦子又是單位體積耗氧量最大的器官，要維持其基本生理功能，或做高層次的思考分析，都需要消耗大量氧氣。這些氧氣及葡萄糖的供應，都要由脖子下方的心臟，經過頸部動脈送上來，抵達腦子。

在當時孫思邈的觀察中，就已知道「七竅病」及腦神經等頭部疾病，是由於血液供應不足造成的。而供應血液的原動力是心臟，其最重要的通道，就是經過脖子的頸動脈及經絡。

脖子在演化過程中，延腦是最早成型的。即使最低等的動物，完全沒有大腦，也都有類似延腦的結構，所以應是最早演化出來的器官，孫思邈將之歸為肝經也是合理的。

由此可見，孫思邈在頭部及腦部疾病上的獨到見解，真可說是古今第一人。

雖然這個脖子的病，我們命名為「慢性傷寒」的一部分，多由病毒感染而引起，應視為後遺症。但在治療上，卻無法在《傷寒論》中找到。這種「慢性」病，在《傷寒論》，甚至《內經》，都視為未病，不能由傳統的中醫診斷手法：望、聞、問、

切去發現。（請參看《以脈為師》）

為了防治這個廣泛流行、又不被視為生病的「慢性傷寒」，我們找到了孫思邈的養生法，並沿用《內經》一些基本健康原則，來為大家規劃一些有效簡單的脖子復健方法。

7 談孫思邈之〈養生十三法〉

孫思邈不僅是個偉大的醫家，也是一個公共衛生的先覺者。他不僅提倡個人衛生、環境衛生，以減少傳染疾病；同時提倡養生，他的〈養生十三法〉一直被奉為養生聖典。

〈養生十三法〉又稱**「耳聰目明法」，特別重視頭頸部的保健**。這似乎是為了「慢性傷寒」，邪藏於頭頸部之病因，而專門設計的方法。我們在《以脈為師》中曾討論，人之衰老，由陽經開始，而陽氣就集中在頭與臉部。

這個十三法中，前面七法著重在頭面部保養。後來在明代張三丰留傳的文獻中，也提到這七個要訣，甚至有人直接將此方法，當成源自張三丰，由此可知大家對此養生法之重視。

國民政府的黨國大老陳立夫，在台灣提倡中醫，成立中國醫藥大學及財團法人立夫醫藥研究文教基金會，為中醫繼承香火，建立台灣地區中醫之重鎮。陳立夫的養生方法，也以孫思邈為依歸，他非常推崇這〈養生十三法〉，主張從頭頂到腳心，全身各處在沐浴時，隨著沖水，同時按摩，並提出〈四十八字養生真訣〉[註]與孫思邈之〈養生銘〉古今呼應。他也活到一百多歲，與張三丰、孫思邈，同為百齡人瑞。

〈養生十三法〉流傳甚廣，來處不可考，在報章雜誌或網路上都可以見到類似的說明，我們先簡單介紹一下：

一、**髮常梳：**將手掌互搓三十六下，令掌心發熱，然後由前額開始掃上去，經後腦掃回頸部。

二、**目常運：**眼睛先閉上，然後用力睜開眼，眼珠打轉，左上右下，再反轉右上左下。搓手三十六下，以熱掌敷上眼部。

三、**齒常叩：**嘴巴微微合上，上下牙齒互扣。可以稍微用力，使發出牙齒相觸之聲音。

四、**漱玉津：**口微合上，以舌頭在牙齒外全面掃過齒面，然後將口水吞下。再以舌在牙齒內側轉動，將口水吞下。

五、**耳常鼓：**手掌掩雙耳，用力向內壓，然後放手，聽到「卜」一聲。或以雙掌將耳反摺，掩耳，以手指彈後腦風池穴。

六、**面常洗：**先將手掌互搓三十六下，使掌心發熱後，以手掌上下掃面，動作像洗臉般，再由內向外畫圈。

七、**頭常搖：**閉目，將頭由右至左轉圈數次，再反向轉圈數次。

八、**腰常擺：**腰左右扭動，同時兩手分別拍打小腹與命門。

九、**腹常揉：**搓手三十六下，掌心發熱後，雙掌交錯，圍繞肚臍，依順時鐘方向揉三十六下。

十、**攝谷道：**即提肛。將肛門肌肉於吸氣時向上收縮，閉氣，用力收縮，再呼氣放鬆。

十一、膝常扭：雙腳並排，膝靠攏，微微下蹲，雙手撫膝，帶動向左、向右旋轉膝部。

十二、常散步：挺直胸膛，輕鬆散步。

十三、腳常搓：右手擦左腳，左手擦右腳、腳趾、腳跟，以腳底前段（湧泉穴）為重點。

註：陳立夫〈四十八字養生真訣〉內容為：「養身在動，養心在靜；飲食有節，起居有時；物熟始食，水沸始飲；多食果菜，少食肉類；頭部宜冷，足部宜暖；知足常樂，無求常安。」

8 談孫思邈的〈養生銘〉

在孫思邈家鄉陝西耀縣的藥王廟前，立著一座石碑，上面刻有碑文，就是大家熟知的〈養生銘〉，全文如下：

怒甚偏傷氣，思多太損神。
神疲心易疲，氣弱病來侵。
勿使悲歡極，當令飲食均。
再三防夜醉，第一戒晨嗔。

亥寢鳴天鼓，寅興漱玉津。
妖邪難侵犯，精氣自全身。
若要無諸病，常當節五辛。
安神宜悅樂，惜氣保和純。
壽夭休論命，修行在本人。
倘能遵此理，平地可朝真。

❖ 傳達《內經》精神

在孫思邈的〈養生銘〉中，特別重視的就是「修行在本人」，以氣與神之內斂為其核心。

在這一百字中，可以發現提到「氣」四次、「神」三次，很明確的表達了《內經》中「恬淡虛無，真氣從之，精神內守，病安從來」的精神。

而針對飲食起居，《內經》中提出，「食飲有節，起居有常，不妄作勞」，以及對不良生活習慣之警告，如：

今時之人不然也，以酒為漿，以妄為常，醉以入房，以欲竭其精，以耗散其真，不知持滿，不時御神，務快其心，逆於生樂，起居無節，故半百而衰也。

孫思邈則具體列出「怒甚偏傷氣，思多太損神」、「勿使悲歡極，當令飲食均」、「安神宜悅樂，惜氣保和純」。

❖ 重視陰陽更勝《內經》

在孫思邈的〈養生銘〉中有一個重點，《內經》中稍微有提到這個觀念，但沒有像孫思邈〈養生銘〉這麼明確的標記出來。此點是孫思邈在保健領域中，超越《內經》的創見。

對於陰陽，《內經》奉為萬物之本，記載著：

夫四時陰陽者，萬物之根本也。所以聖人春夏養陽，秋冬養陰，以從其根……故陰陽四時者，萬物之始終也，死生之本也，逆之則災害生，從之則苛疾不起，是謂得道。

在《內經・素問・四氣調神大論篇》中，一再指示依照春生、夏長、秋收、冬藏之規則，來安排作息，為養生（春）、養長（夏）、養收（秋）、養藏（冬）之道，要能不失四時之從，不逆寒暑之宜。

四季與陰陽的關係，以及如何依季節對身體做保養之觀念早已深植人心。當今最廣泛流行的冬令進補、夏日去暑，都是最明確的例子。我們早已養成在四季選用各種特色飲食調整身體的習慣，以適應氣候變化。

而孫思邈的〈養生銘〉中提到：「再三防夜醉，第一戒晨嗔」、「亥寢鳴天鼓，寅興漱玉津」，特別強調早晚有不同的戒律及保健之要。

孫思邈說，晚上不要喝醉，早上起來不可生氣，相對於內經，這個說法非常有趣，因為所謂冬令進補，一年只有一個冬季，甚至只有一天是立冬。而孫思邈則提出，保健還可以分日夜，早晨與夜晚各有遵從的原則，可見所涵蓋保健範圍更大、更細緻。

其實在《內經・素問・生氣通天論》中，對一日之間陰陽的變化也多有著墨，如：

故陽氣者，一日而主外。平旦人氣生，日中而陽氣隆，日西而陽氣虛，氣門乃閉。是故暮而收拒，無擾筋骨，無見霧露，反此三時，形乃困薄。

《內經・素問・金匱真言論》中也有提到：

平旦至日中，天之陽，陽中之陽也。日中至黃昏，天之陽，陽中之陰也。合夜至雞鳴，天之陰，陰中之陰也。雞鳴至平旦，天之陰，陰中之陽也。

這也是論陰陽之變化，可見《內經》雖未明確點出，但對於陰陽也極為重視。

Column

人工製造的陰陽四季

我們都知道，製酒業常宣傳陳年老酒，十八年的老酒或二十五年的老酒。為什麼酒會愈久愈好、愈陳愈香呢？其實酒的保存也有很大學問。

酒的釀造是發酵的過程，由細菌將穀物或水果的糖分轉化為酒精，以及有香氣及健身之產物。而細菌可能有許多種類，如甲菌：在氣溫高時，也就是夏天較活躍；乙菌：在氣溫低，也就是冬天時較活躍。酒所以珍貴，必須是甲菌工作之後，再由乙菌工作。因為甲菌的生成物，成為乙菌的食物；而乙菌的生成物，又成為甲菌的食物。當然，這之間可能又有丙菌、丁菌來參與工作。

在一年之間，經過一個寒暑，甲乙菌各工作半年，完成一年的工作，於是有聰明人想到：如果在釀酒的廠房加上空調，讓這溫度、濕度等環境，每半年經過寒暑一次，一年之內就能經過二個寒暑，豈不是一年就有二年之功了？這個做法是可能的，也許有些酒廠已經在這麼做。

武俠小說中，常有師父指導學生練功的過程，也是一下子在冰凍的環境中練功，一下子又在火熱的環境中鍛鍊。其實也是相似的意義。有些功夫在血液往裡運行時（冬天）容易訓練，而有些功夫則要在血液往體表運行時才容易進步。

但人是一個整體，要表裡都精練了，才能真正的成就一個武術高手。所以要寒冷練裡，炎熱練表，幾經寒暑，或是找些天然的極冷、極熱之地輪流鍛鍊，才能將功夫層層精進，成就一名武林高手。

PART 3

睡眠生理對頭頸健康的影響

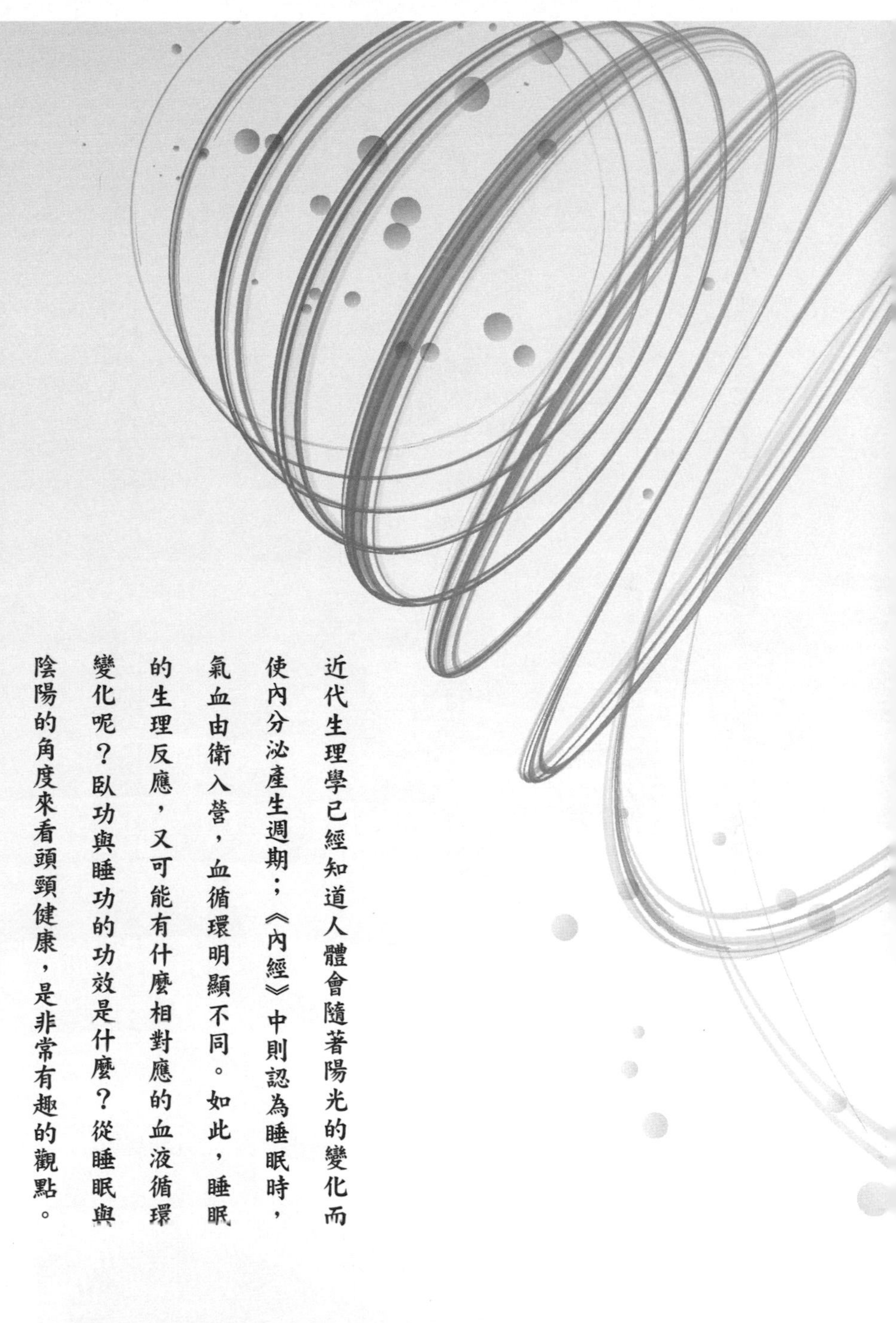

近代生理學已經知道人體會隨著陽光的變化而使內分泌產生週期；《內經》中則認為睡眠時，氣血由衛入營，血循環明顯不同。如此，睡眠的生理反應，又可能有什麼相對應的血液循環變化呢？臥功與睡功的功效是什麼？從睡眠與陰陽的角度來看頭頸健康，是非常有趣的觀點。

9 現代生理學有關睡眠的知識

從〈養生銘〉的「亥寢鳴天鼓，寅興漱玉津」中，可以看出孫思邈對於日夜保養的重視，其中特別提出了「亥寢」與「寅興」兩個時間點。對於古人而言，是亥時睡覺之前，與寅時醒來還沒有下床。

同時，提出了積極的作為：要「鳴天鼓」和「漱玉津」。

在探討這兩項功夫前，我們先了解一下時辰的重要性，以及時辰與睡眠生理學間的關係。

近代生理學已經知道人體會隨著陽光的變化而使內分泌產生週期。例如我們搭飛機旅行時，常會有進入不同時區而產生時差的經驗，如果由美國飛到亞洲，更是日夜顛倒，也就造成睡眠的困難，因此有人會服用褪黑激素來調整內分泌，以改善時差問題。

子午流注表

▶ 在中醫理論中，十二經絡與十二個時辰相對應，而經絡在不同時辰中血氣有其興衰的規律，如果依照時辰養生，會有更好的效果。而十二經絡環環相扣，每日寅時從肺起。將相關對應整理如下表：

時辰	時間	經絡
寅	3-5點	手太陰肺經
卯	5-7點	手陽明大腸經
辰	7-9點	足陽明胃經
巳	9-11點	足太陰脾經
午	11-13點	手少陰心經
未	13-15點	手太陽小腸經
申	15-17點	足太陽膀胱經
酉	17-19點	足少陰腎經
戌	19-21點	手厥陰心包經
亥	21-23點	手少陽三焦經
子	23-1點	足少陽膽經
丑	1-3點	足厥陰肝經

最近BBC報導，美國國家科學院院刊（PNAS）指出：人體中有六％的DNA，其作用與時間有關。這個研究表示此日夜之時鐘，不僅反應在內分泌層次，其控管甚至已深入基因層次。

在相關研究中發現，不按日夜作息的人，會增加肥胖的機率及罹患第二型糖尿病風險。而其他分析也發現，在晚上工作的人，心臟病突發的機率顯著增加。這些最近的科學研究，一再證明了《內經》中教導我們的「日出而作，日入而息」，這跟隨著太陽作息的簡單道理，是極為高深的智慧。

而《內經》的指導又進一步指出，睡眠是血液由散布至體表為主的衛氣，收斂到以身體中心為主的營氣之過程。在這個過程中，肺氣是推動力。這又要如何用生理學來理解呢？

睡眠現象以現代生理學來分析，是由腦幹發出低頻規則性信號，壓抑腦子中的其他各種活動，使腦部的神經活性降到最低。此時，身體也脫離腦子的控制，改由脊椎神經及脊椎兩旁的交感與副交感神經做主。正常人此時如果做夢，夢到與人打架，手腳也不會有揮拳或踢腿等動作。如果腦子與身體分離不完全，或不能分離，就會產生夢遊。夢遊是一種病，是病態。

由這些生理現象總結來看，睡覺是讓腦子放下所主管的面部、五官（眼、耳、鼻、舌、口）、意識、全身之感覺、運動等工作，全面休息及整補。這是現代生理學對睡眠的研究心得，主要是在腦神經活性上的理解。現代核磁共振的影像技術，已經廣泛的證明：腦子活性區域之改變，會有對應血流之改變。

那麼，這個睡眠的生理反應，又可能有什麼相對應的血液循環變化呢？

10 從睡功談睡眠生理

〈養生銘〉中的「鳴天鼓」和「漱玉津」，即所謂的臥功與睡功，躺著練習的功法，究竟有何奧妙？

❖ 臥功的原理

練功有站功、坐功、臥功等。

站功就是一般的功夫，大多是站著鍛鍊的，不論是太極拳、香功、華佗五禽戲等等拳法，都是站著練習。坐功最常見的是靜坐，或是一些坐在地板上練習的瑜伽動作。

臥功是比較少見的，也是最危險的。

瑜伽的動作有「死屍式」，就是像死人一樣靜靜躺著，不做任何運氣、運筋，甚至不做肌肉用力的動作，就是躺著，整個人放鬆、放空。其實只放鬆、放空，也是不簡單的。

為什麼臥功有危險性呢？

人的心臟在頭頸的下面，因而心臟要打血上去，必須先克服地心引力，要依靠升主動脈的大轉彎，才能有效的把血壓升高，進而向上送到腦子。（請參看《氣血的旋律》）

當我們站著或坐著時，頭部在心臟的上方，要克服的位能就至少有三十公分高度，才能把血液送到頭部去。

這個位能差，是保護腦部的重要機制，能降低腦部血壓太高或充血過多可能產生之壞處。

❖ 平躺時的生理狀態

但當躺下時，頭部與心臟的高度就一樣了。心臟輸出之壓力，直接到達頭部及腦部，不再有減低血壓的過程，此時血壓就可能造成麻煩。

睡功是改善頭、臉部循環效率最高的方法。原因也是：躺下時，頭與心臟在相同高度，血液容易到達這個身體的上部。

在《以脈為師》一書中，曾強調脈診研究的重大發現之一：「人之衰老由陽經開始」。而頭與臉又是各個陽經，也就是《內經》所言「六腑為陽」之六腑經絡匯集處。胃經從頸部正面往上經嘴角至眼下；膀胱經從頸後直上腦後；頭兩側邊是膽經；大腸經經過下唇邊、人中至鼻側；三焦經從耳上往前到眼角；小腸經則沿著顴骨到耳朵。這些胃以上的陽經，無論分布路線為何，都必須經過脖子而散布到頭部及臉面。由於脖子是必經之處，所以當以睡功、臥功來復健頭臉時，也就同時復健了脖子。

睡功最常見的偏差就是失眠。現代人睡眠狀況本就不佳，現代的功法中就更少有人提到或教導睡功了。

❖ 睡著時的生理反應

在中醫的看法，睡眠是氣血往內收斂的過程。入睡時，身體表部之陽氣，也就是腑中之氣，回到身體裡面，收到陰分，也就是臟器之中。

《內經・靈樞・順氣一日分為四時》中，岐伯與黃帝討論日夜間病況之變化。岐伯明確說明分辨四時與一日之間氣之變化，曰：

> 春生夏長，秋收冬藏，是氣之常也，人亦應之，以一日分為四時，朝則為春，

日中為夏，日入為秋，夜半為冬。朝則人氣始生，病氣衰，故旦慧，日中人氣長，長則勝邪，故安。夕則人氣始衰，邪氣始生，故加。夜半人氣入藏，邪氣獨於身，故甚也。

此外，《內經‧靈樞‧營衛生會》中岐伯也談到營氣與衛氣的化運，曰：

人受氣於穀，穀入於胃，以傳與肺，五藏六府，皆以受氣，其清者為營，濁者為衛，營在脈中，衛在脈外，營周不休，五十而復大會，陰陽相貫，如環無端，衛氣行於陰二十五度，行於陽二十五度，分為晝夜，故氣至陽而起，至陰而止。故曰：日中而陽隴為重陽，夜半而陰隴為重陰。故太陰主內，太陽主外，各行二十五度，分為晝夜，夜半為陰隴，夜半後而為陰衰，平旦陰盡，而陽受氣矣。日中而陽隴，日西而陽衰，日入陽盡，而陰受氣矣。夜半而大會，萬民皆臥，命曰合陰。平旦陰盡而陽受氣。如是無已，與天地同紀。

黃帝聽完後，接著問：

老人之不夜瞑者，何氣使然？少壯之人不晝瞑者，何氣使然？

岐伯則回答：

壯者之氣血盛，其肌肉滑，氣道通，營衛之行不失其常，故晝精而夜瞑；老者之氣血衰，其肌肉枯，氣道澀，五藏之氣相搏，其營氣衰少而衛氣內伐，故晝不精，夜不瞑。

岐伯後來又解釋，「營出於中焦，衛出於下焦」，但不論營氣出於中焦，衛氣出於下焦，其根本仍為「大會於手太陰矣」，也就是肺脈，所以肺是所有氣的推動力。此點也與上文「人受氣與穀，穀入於胃，以傳與肺，五藏六府，皆以受氣」的說法一致。

營衛氣之日夜交替，也就促成人們白天清醒著，晚上睡覺，而醒來的過程是氣出營入衛。睡著時則反之，氣由衛收斂入營。而這個過程的推動力，是肺氣，也就是肺臟的功能。

11 《內經》對睡眠時血循環調整的見解

血液由白天醒著時在「衛」，也就是體表，即六腑之陽氣為主，特別是奇經八脈之三焦經（九）；夜晚則隨著睡眠而收斂入「營」，五臟之陰氣為主，特別是脾經（三）。從六腑之氣收斂至五臟之氣，觀察血液分配最大變化，就是到頭頸部的循環分配變少了。

從《內經》的描述中可知，在睡眠時腦子進入休眠狀態，因而不再需要大量的氧氣。因為醒著時，腦子是氧氣的大客戶，使用大量的氧氣，血液也就灌輸頭腦，從胃（五）以上之陽經，皆流經頭頸部。到了睡眠時，血液灌流改為以內臟為主的模式，此時到頭頸部之循環就以肝經為主。肝經經過腦幹、腦下垂體上達百會，這個區域恰巧就是睡眠時，使腦子仍保持活性，不斷送出低頻信號，將整個腦子靜下來的總指揮。

❖ 睡眠由肺氣發動

睡著時，腦子的其他部位是由胃、膽、膀胱、大腸、三焦、小腸等經絡來送血，此時是在同步信號影響之下的休息狀態，送血量更是大幅減少。

送到腦部的血量大幅減少，對肺氣不足的人就是個大問題了。因為血中含氧量本就不足，供血量又大減，一旦少到無法維持腦部細胞的基礎代謝，就會造成失眠。此時中樞拒絕降低送達腦部的血液，也就是拒絕減少高頻經絡的血液供應，以維持腦神經的生命。

由此結論來看，《內經》認為睡眠時，氣血由衛入營，此動作係由肺氣發動。

當一個人「氣道澀」，由衛入營的過程就不順。因此，「氣道澀」可解釋為肺的呼吸道不順，沒有足夠的氧氣供應，無法推動氣由衛入營的過程。這看法與現代生理學對睡眠的基本生理變化不謀而合。只是《內經》更進一步由血液分布的角度來看睡眠的生理變化。

有了這個了解，我們再來研究失眠，就會有更深一層的理解。當入睡時，血液由腦子之灌流為主，進入以內臟灌流為主的形態。而推動這個改變的發動者，是肺氣。

這似乎有點奇怪，為什麼由肺氣來發動入睡的過程呢？

❖ 肺氣不足與失眠

我們在研究脈診時，很快就發現，肺氣虛的人，除了容易高血壓以外，也會併發失眠。而有趣的是，心臟愈好的人，肺氣不足，愈容易高血壓；心臟較弱的人，肺氣不足，則容易失眠。關於談論高血壓的題目已有許多，這裡我們就專門來討論失眠。

肺的脈象表現在第四諧波，最簡單的判讀就是肺脈的標準差變大（CV值變大），此時表示肺處於嚴重的缺氧狀態。所謂CV值變大，就是比第三、第五諧波的CV值都要明顯大〇・一以上。CV值愈大，表示缺氧愈嚴重，而振幅（Amp）則愈少，表示缺血愈嚴重。在所有脈診的參數中，與肺虛相關的病最多，因為肺在中焦，是中焦的主要共振頻。（請參看《氣血的旋律》及《以脈為師》）

如果肺氣有能力供應睡眠時氧氣的需要，包含內臟休息、修補所需的氧氣，還有足夠氧氣供上焦、頭部腦子修補之用，身體就能一切順利，安然入眠。因為要進入睡眠模式，呼吸就會變得較淺，如果肺功能不好，造成氧氣不足以供應腦子，肺就無法調整至睡眠模式，也就會失眠。所以，肺氣足不足，是決定好睡與否的關鍵。註

由於氣血由心肺送到頭部時，脖子也是必經之路，所以失眠主因固然可能是肺氣不足，才造成血中氧氣不夠，無法推動睡覺時之衛氣進入營，但是脖子如果有些

故障、阻塞，同樣也會阻止衛氣向內收斂。因此，如血中氧氣本已不足，這個送血的途徑又受阻礙，就是雪上加霜，狀況會更加嚴重了。

註：睡眠不好的另一原因是思慮過度。也就是因為用腦過度，造成腦部缺氧，若無法藉由提升肺氣改善，則會失眠，這也是大家比較熟悉的失眠原因，其基本原因仍是腦子缺氧。

脖子保健實戰篇

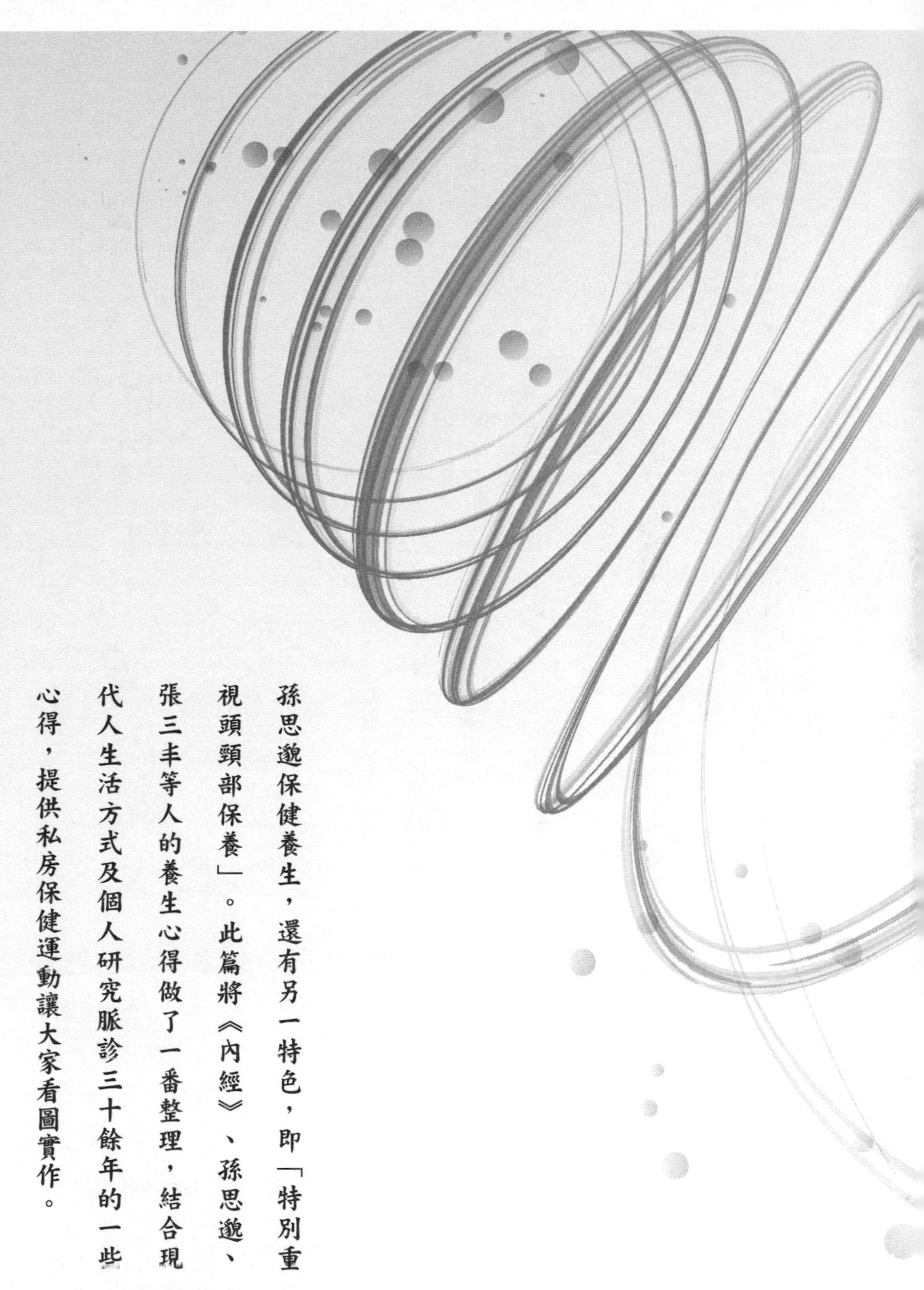

孫思邈保健養生，還有另一特色，即「特別重視頭頸部保養」。此篇將《內經》、孫思邈、張三丰等人的養生心得做了一番整理，結合現代人生活方式及個人研究脈診三十餘年的一些心得，提供私房保健運動讓大家看圖實作。

12 預防脖子歪斜的方法

現代人脖子特別容易歪，肇因於不正常使用脖子，尤其是坐辦公桌、打電腦、滑手機。要預防歪脖子發生，有下列幾點建議，在日常生活中可以多加注意：

一、平時隨時留意脖子的位置，保持「頂頭懸」，也就是把頭正正的放在身體上方，讓脖子可以伸直、伸展而不傾斜。

二、椅子與桌子的高度要配合。坐在椅子上寫字、閱讀時，只需要眼睛目光稍微向下看，身體微傾，以脖子不用向前伸或上身向下彎為準。

三、電腦要放在正前方，螢幕中心點約在下巴的位置。如看文案或看電視也是一樣，讓頭正正的放在脖子上，而目光稍微向下。

四、工作時，每二十五分鐘左右停下休息，並轉動頭頸部約一分鐘。

五、走路時，配合腳步，同時輕輕轉動頭頸部。

六、等車、坐車、等人、排隊時，也試著轉動頭頸。

❖ 轉轉脖子畫∞

要怎麼轉動頭頸部呢？

一般教的頭頸部運動，大部分都是叫你向前點頭，向後仰頭，向左擺頭，向右擺頭，然後再以頭頂畫大圓圈，接著正轉、反轉……這個動作也不錯，但有一個缺點，如果不動大一點，好像運動不到頸部關節，可是動得太大，又有讓關節受傷的危險。

我們建議的動作是頭部盡量保持端正不動，以下巴畫無限大（∞）的符號。

這個動作簡單方便，無論是工作時、看電視時都可以做。將意念放在下巴，然後開始以下巴尖端畫∞——無限大的符號。每次做時，由左到右，然後由右到左，最少各做一分鐘。

下巴畫∞轉動脖子動作圖示

▶ 將意念放在下巴，想像正在畫一個∞，由左到右，然後由右到左，最少各做一分鐘。

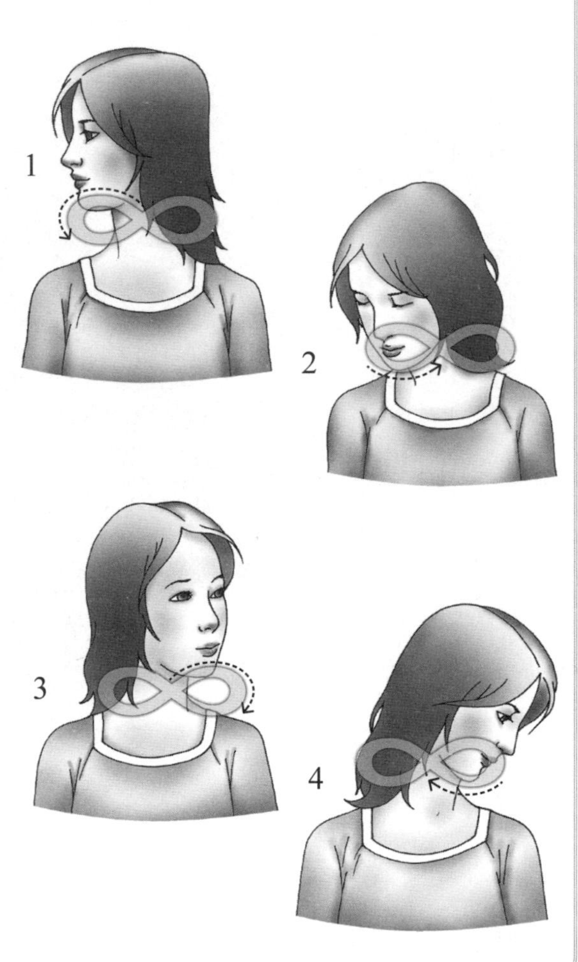

如果做得正確，就會聽到頸椎鬆開聲，喀喀作響。這個動作比較沒有危險，速度可快、可慢，幅度可大、可小，而且看起來頭部沒有大動作，幾乎在任何空間或任何狀況，走路、站著、坐著、躺著都可以做，也不會引人注意，不用擔心「好像在做怪動作」。

要養成習慣動作，看電影、看電視、看電腦、走路、坐車、乘船、搭飛機……，只要想到就動動頭、轉轉脖子，鬆弛頸部肌肉，打開頸椎關節，活絡筋骨，以減少酸水的堆積，增加頭部血液循環，自然就會神清氣爽，頭腦清新。這個簡單的保健運動，不僅可以預防脖子歪斜，又可增長智慧，防止各種慢性病，以及腰膝痠痛、手肘和手腕病痛……，達到一舉數得的效果。

13

矯正脖子的方法與運動

歪脖子幾乎是流行病了，只是以往沒有受到重視，症狀通常是會覺得脖子僵硬，頭很沉重，頸部總是感覺有揮之不去、無法消除的疲勞。九〇％以上的成年人皆有此問題而不自知，這個不自知，才是最可怕的。

那麼，要如何檢查脖子是否歪了？方法其實很簡單，人人可做：手沿著耳朵正後方，頭與脖子的交接處，也就是頭髮與頸部光滑皮膚的界線，摸摸看是否有硬塊，而且按下會痠痛。如果年紀更大些，或是三十歲以上、經常滑手機的人，就要進一步檢查後頸部，向後突起部分（兩條膀胱經上）是否有軟軟的肉塊，甚至硬塊。

且在頸椎（督脈之上）也會產生很大的軟塊或硬塊，這個硬塊會隨著歲月與情況的嚴重性而變大。由一粒花生米大小，長到一元硬幣或甚至十元硬幣大小，此時常會同時產生其他明顯的症狀，例如心跳變慢、下背痛、心血管有瘀等等，有人的硬塊甚至大到五十元硬幣大小。（請參考《以脈為師》）

在這種狀況下，前面所談的轉頭搖脖子只能阻止惡化，對於真正的改善或治療就不夠力了。當然上述的正確姿勢，持續活化頸椎的動作仍是基本工作，只是需要再加上一些更強力的矯正性動作。

❖ 推拿按摩法

要先找到頸部的軟塊或硬塊。如果是軟塊，可以按摩推拿；不是長在頸椎上的軟塊，也可以用刮痧手法處理。但如果是硬塊，就只能用力在硬塊上搓揉，多搓揉幾次後，硬塊會漸漸變軟，由骨頭上或骨節縫中浮上來，不再附著於頸椎，而滑到肌肉中，並且逐漸軟化。這時就可以按摩或推拿，或繼續搓揉到完全推掉，消失無蹤，恢復柔軟有彈性的頸部肌肉。

這個過程有一點風險，就是這些推出來的垃圾，包含酸水，會沿著後背往下流。雖然一部分被淋巴系統帶走，剩下的則繼續往下流。

在這個往下流的過程中，如何將這些垃圾、酸水盡速趕到淋巴系統去，由這個回收系統來消毒、殺菌與除汙，是非常重要的。

我們可以在背部膀胱經上刮痧，直接將這些垃圾、酸水趕到淋巴系統去，以阻止這些垃圾經由膀胱經的俞穴，溜進各個對應的內臟，引發更大的內臟疾病。例如冠狀動脈堵塞、糖尿病、腎臟病，甚至肝病……。

❖ 雙手交握胸前畫∞

如果上一章介紹的下巴畫∞的運動做了一、兩個月，已能習慣性地轉動自如了，不妨進一步做下面這個進階運動。

這個動作可以單獨做，也可以搭配下巴同時做。首先將手掌相對於胸前，十指交叉輕握，如前所述，以下巴畫∞，同時將交握的雙掌也在胸前畫∞，這個∞要比下巴畫得更大，一定要牽動肩膀，胸部中心的心窩部位（膻中穴）也要跟著打轉，

下巴＋手部的動作圖示

▶ 下巴畫∞的動作熟練後，就可以加上手的動作，假想胸前有個∞符號，然後手與下巴同步畫∞ 。

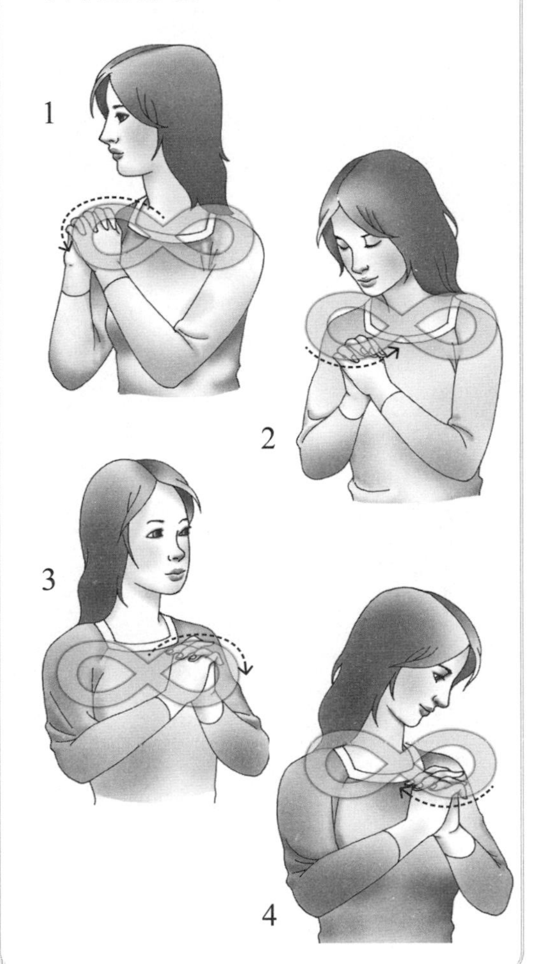

一起畫∞。

這個動作不僅鬆開脖子，也鬆開膻中和肩部。如果這個進階動作又做了一、兩個月，頭、頸、膻中和肩都能靈活畫∞了，就可以再一步進階做全身的運動。

❖ 全身搖擺畫∞

當下巴與雙手的部分都駕輕就熟後，我們可以站立起來，把這個畫∞的動作由頭頂做到腳，全面的慢慢延伸下去。這樣的連續動作，看似全身由頭頂到腳底，全面顧到，但還是有些重點要掌握。

《內經・素問・脈要精微論篇》提到：

頭者，精明之府，頭傾視深，精神將奪矣；背者，胸中之府，背曲肩隨，府將壞矣；腰者，腎之府，轉搖不能，腎將憊矣；膝者，筋之府，屈伸不能，行則僂附，筋將憊矣；骨者，髓之府，不能久立，行則振掉，骨將憊矣。

在《內經》的看法，頭要在身體的正上方，也就是張三丰所指導的「頂頭懸」。但是要把頭打直，脖子就不能有病或有瘀、有濕；也就是頭要正，脖子就不能歪，要有健康的脖子。所以《內經》的第一個指示重點就是：脖子要正，脖子要健康。這與我們多年脈診的心得不謀而合。

以下是全身動作的重點：

一、重點在脖子，手在眉前。

這個由上而下畫∞的動作，第一個重點就是下巴帶動脖子畫∞，此時雙手可以十指交錯，放在眉毛的高度，與前面介紹的動作一樣，可以正轉反轉。

二、重點在肩，手在胸口。

背不能曲，也就是背不能駝。此時雙手交錯放在胸口的位置。與鬆開膻中的動作一樣，肩膀、膻中一起畫∞，正轉，反轉。

三、**重點在腰，手在肚臍**。

接著是腰部，也就是帶脈。依舊是畫∞的動作，以腰為重心，正轉，反轉，此時雙手交錯放在約肚臍的位置。如果不習慣腰部動作，可以先以手畫∞，然後帶動身體去動作。

四、重點在膝，手往下垂。

最後的重點是膝蓋，此時膝蓋微屈，以能穩穩站好為原則，雙手則是自然下垂，引導膝蓋一起畫∞，也是正轉、反轉都要做。

這就完成半個週期，可以由下再往上轉，直到轉動脖子為止，完成整個週期。因為脖子、膝蓋都是重點，又在上下轉換時只經過一次，其轉動的時間要長一些。

每個位置可配合心跳（大約每秒一・二次），正反轉至少九次。而脖子與膝蓋可轉十八次以上。也可以用較慢動作，慢慢地做較大幅度轉動。

這個針對全身中軸關節的柔軟操，可視自己的弱點做定點加強，但脖子絕對是重點中的重點。這個全身性的中軸轉動，也同時可防止脖子復健驅趕出來的垃

全身動作圖示

1 ▸ 手在眉前部位畫∞，脖子跟著手轉動。

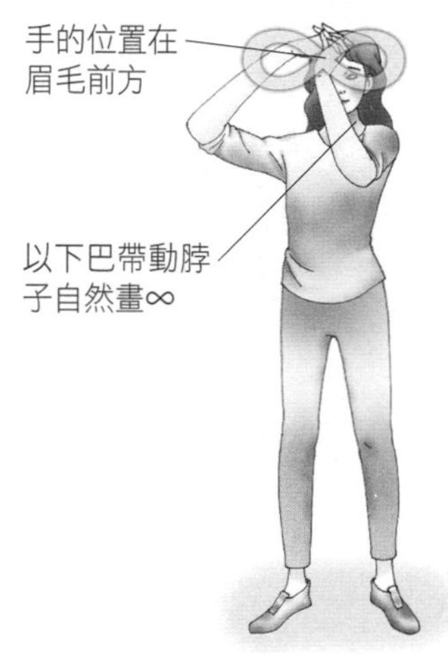

2 ▸ 手下降到胸前畫∞，肩膀一起轉動。

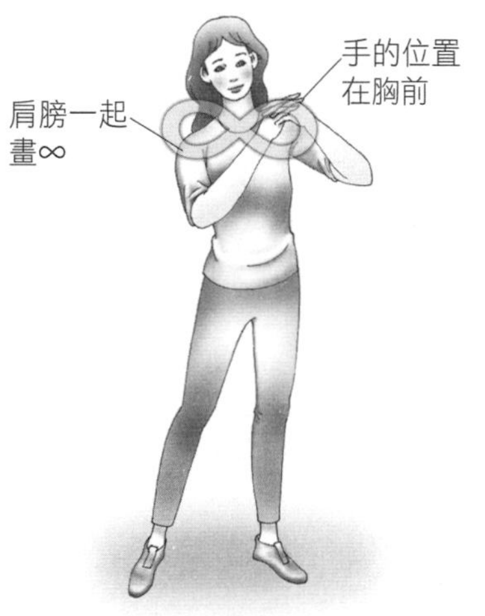

3 ▸ 手的位置降至肚臍前方，腰部隨之畫∞。

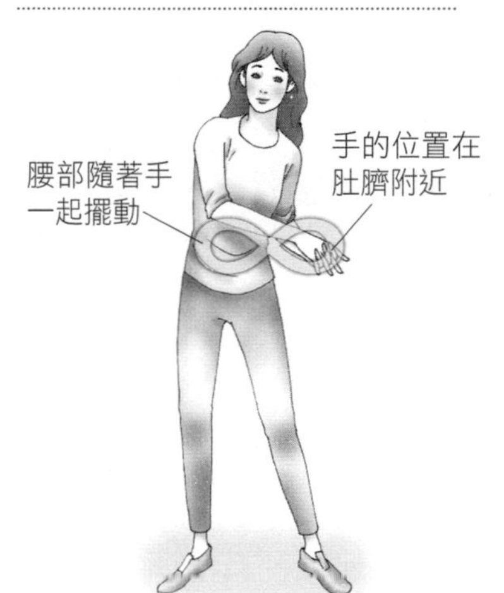

4 ▸ 手自然下垂畫∞，雙膝微蹲一起轉動。

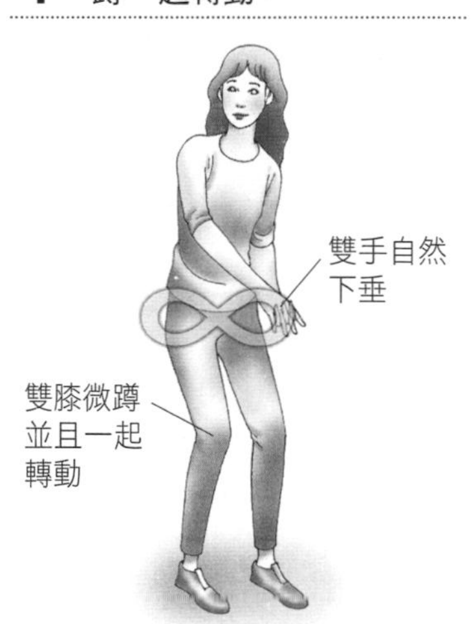

圾、酸水，在脖子以下的關節或器官中重新堆積，而能排到手掌與腳掌，此二處都有很多的動脈、靜脈迴圈，也有很多動脈至靜脈的直接通道——動靜脈分流（A-V Shunt），可將垃圾及酸水直接由靜脈送回心臟，再由肺臟處理酸水、肝腎處理垃圾。這個運動要在空氣好的地方，心情愉快的狀態下做。

全身動作復健脖子的效果，比前面介紹的單純轉脖子，或脖子、膻中一起轉要更有效。但要做此運動之前，一定要循序漸進，由只轉脖子開始，一步一步進階。否則轉得不對，反而抓不住重點，效果不佳。一定要轉動到感覺關節鬆開才好。

14 躺在床上也能保健脖子的祕訣

畫∞的運動當然是白天陽光普照的時候做，但是在本書前面曾討論過孫思邈的〈養生銘〉，其中「亥寢鳴天鼓」、「寅興漱玉津」，則是依據《內經》中所提「白日為陽，夜晚為陰」的指導，提出起床前與入睡前的保健要訣，是躺在床上尚未入睡，或已醒來尚未起身時做的運動。

孫思邈的〈養生銘〉教的是原則，而〈養生十三法〉教的是方法，並且也從之前的探討中發現睡眠對於頭頸健康的影響。

因此，我們結合這些發現，並融合了養生的原則與方法，再利用睡功與臥功的特點，特別針對脖子的保健，規劃出一些簡單的、躺在床上做的保健運動，只要每日睡前與起床前練習即可，說明如下：

❖ 亥寢鳴天鼓

「亥寢鳴天鼓」的重點之一為亥時要上床睡覺，就是晚上九點到十一點之間要睡覺，不能熬夜。

而鳴天鼓是重點中的重點，因為中醫認為耳朵與腎氣相通。從字面推敲動作，睡前鳴天鼓，應該是在睡覺之前以兩手將兩耳摀住，輕輕向耳道壓去，再鬆開的動作；另一說法是以手摀耳，以食指輕彈耳後枕骨。其想法都是助腎氣，以收斂衛氣，幫助睡眠。這個動作在經過仔細分解、分析與實踐後，發現當是在仰臥的狀況下，頭枕在枕頭之上，以手掌對應耳道，向耳道內鼓氣，是比較可能的動作，也就是前者的說法。

此外，在實踐與研究之後，又有了新的領悟。就是當雙手摀住耳朵時，自然產生將頭往上抬的力道。而當手掌開闔，用力鼓動耳道時，手肘自然會由內往外、上下運動，這個動作能很明顯感覺到將肩膀拉開的力道，影響甚至可以到達胸口，也就是膻中穴，把整個胸部的上半，也就是肺的上半部，循環最容易不足的區段關節

睡前動作 1（鳴天鼓）圖示

1 ▸ 準備動作：以手掌摀住耳朵，手指枕在頭下。

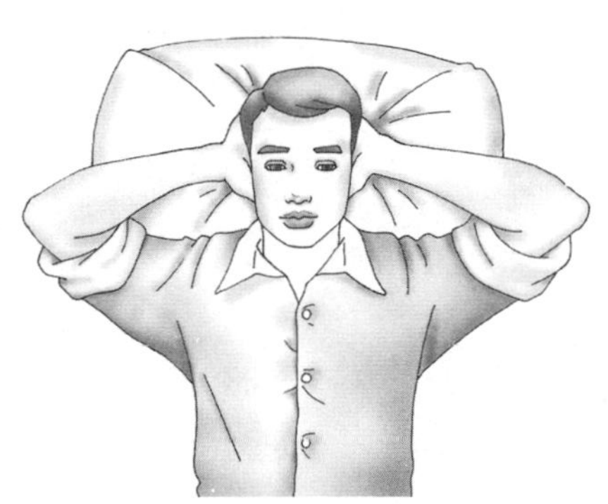

2 ▸ 手掌離開耳朵，會牽動手臂往下壓，盡量使手肘碰到枕頭，胸口有往外拉的感覺。

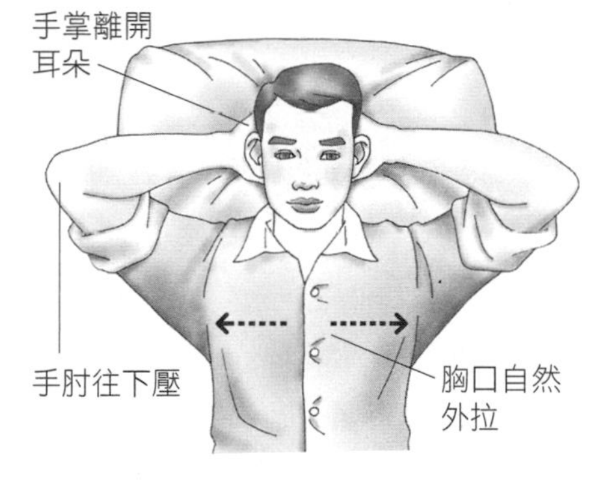

全都鬆開。

由於發現手掌對應耳道的位置，在向耳朵用力鼓氣時，自然也有將頭往上抬起的力道，並鬆開了各節的頸椎，正好符合改善頸骨循環，首重關節的概念。因此，睡前躺著鳴天鼓，對於脖子是有好處的。

於是我們延伸出另一個新的動作，即同樣在睡前躺在枕頭上，將手摀住耳朵，用力把頭往上推，鬆開頸椎。這個動作多做幾次，可以體會頸椎一節一節被鬆開的感覺。此時因為是躺著，沒有地心引力把頭往下壓，頸椎很容易鬆開，而且入睡後一直保持著鬆開的位置。

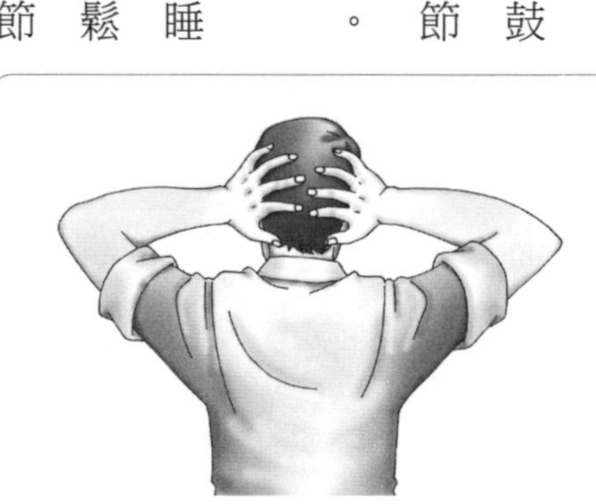

做睡前動作時，手掌枕在頭下，手指撐開，抱著後腦袋即可。

接著再做鼓耳的動作。從肩膀部位逐漸拉開，通過肋骨，一直牽動到膻中穴附近，剛開始可以做約八到十次，把這些關節也拉鬆後，再把頭往上提放到枕頭上，開始睡覺。如此一來，整個晚上不管仰睡、側睡，肩頸都在自然復健的狀態，長時間下來，一定對老化有很好的遏制、甚至反轉的效果。

這個動作，有一個可能的副作用。原理上這個拉脖子、扯肩膀的動作，對睡眠是有幫助的，因為增加了肺氣，也增加了頸後肝經、腦幹部分的循環，這些都是入睡的基本生理反應。但也有人因為改變了平時入睡的程序，多了這個運動，有可能

睡前動作 2（拉提脖子）圖示

1 ▸ 準備動作：以手掌摀住耳朵，手指枕在頭下。

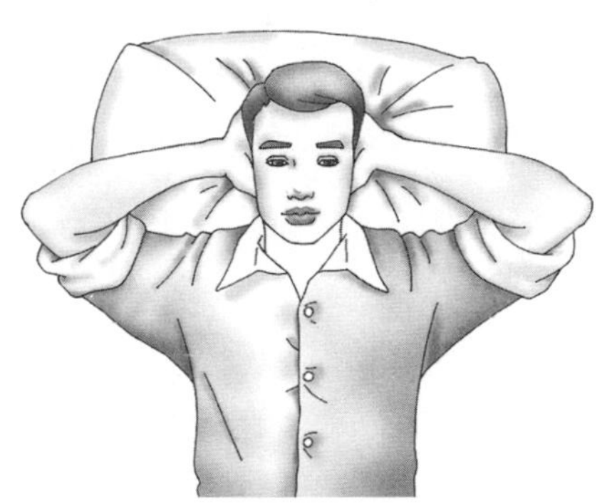

2 ▸ 手抱著頭往上輕推，可以感覺到手的位置稍微往上即可。

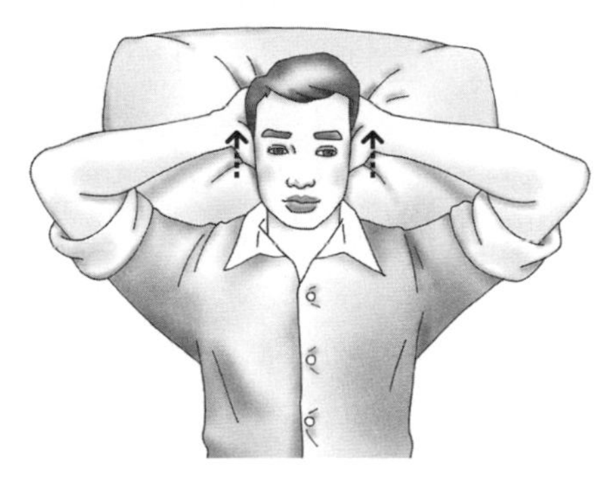

造成較「難入睡」。

所以做這個「亥寢鳴天鼓」的動作，要由淺入深，由少量的次數到逐漸增多、增大動作。至於要多久後才增加次數，要增大多少？恐怕各位要自行體會。總之，在不妨害正常睡眠的情況下，逐漸進階，增加次數，增加強度。但也不宜鼓動超過三十六次。

由醒進入睡眠時，將頸椎、胸椎、肩膀的骨骼都拉鬆，不僅容易一夜好眠，也加速頸椎、胸椎的復健。這個復健工作是在睡夢中進行，不需用神，不必賣力，但是一定要全身放鬆，靜靜躺著做。尤其不可運氣或用力，否則容易走火入魔，造成失眠，那就得不償失了。切記！切記！

❖ 寅興漱玉津

這句話在時辰上的要求是寅時就可以準備起床了。這是早上三點至五點。當然，依照春夏秋冬的不同日出時間，可以稍做調整。冬天晚一點，六點左右起床就可以了；夏天早一點，五點左右也該起床了。這個要求，還需要配合「亥寢」，也就是晚上九點至十一點之前要上床睡覺。**一天的睡眠絕不能少於七至八小時是最高指導原則，而實際睡眠時段，可隨四季之變化稍做調整。**

而玉津又是什麼呢？在道家的修煉中有各種說法，常聽到有先天玉津、後天玉津……，都是人體的分泌液或津液。這在中醫理論中也特別重視，如胃有胃液、腸有腸液、汗為心之液等等，要大家好好保護愛惜。而《內經》中一些指示「節慾」的教導，也是基於對津液——人體分泌液的愛惜。

孫思邈〈養生十三法〉中的玉津，應只是指口水，也就是唾液。

口水在現代生理學也有崇高的評價。由於口水中有很多酵素，可以幫助消化；也有很多生長因子，促進各種細胞的生長。口腔中的傷口，很容易痊癒，口水也是重要原因。我們皮膚受傷時，第一個動作也是塗些口水，一方面清洗消毒，一方面促進癒合。被昆蟲咬傷時，同樣也是先抹些口水，這都是多少年來經驗累積後的習慣性動作。

「漱玉津」這個動作，是以口水搗動口腔，包括上下牙齒、牙床，滋潤整個口腔。在經過一夜睡眠之後，口鼻腔都會有些乾燥，藉由漱玉津的動作，由口腔來喚醒我們的頭部。

前面討論的睡眠生理反應，熟睡時頭部除了腦幹之外，血循環都是減低的，一定會引起口乾舌燥。所以，醒來時先做一些口腔運動，刺激口水分泌，增加胃經的循環；經由口水漱口，並吞下口水，將胃及胃經喚起。而胃經又是所有上達顏面循環之主力。

簡單的說就是把我們喚醒。不僅是在意識上，由迷糊、沒有感覺、沒有思考的睡眠中清醒過來，讓眼睛再看東西，耳朵再聽聲音，鼻子再聞氣味，身體恢復觸覺，加上口腔的甦醒，恢復了味覺……。

這個過程中，血液循環也要有極大的改變，來配合這個巨大的生理轉變。所以由以營氣為主的血循環，透過「漱玉津」，轉變為以衛氣為主。

過程中膽氣或膽經是必經之路。因為由三↓九，六是必定要經過的；而三↓六↓九互為諧波，不論由營（三）入衛（九），或由衛（九）入營（三），膽經（六）都是必經之路。（請參看《氣的大合唱》）

由營入衛的甦醒過程，膽經與三焦經必定會被喚醒，否則無法由睡夢的生理狀態轉變過來。

而加上將漱口後的口水吞下，也喚醒胃，促進胃的甦醒及胃液分泌。這個動作是為了喚醒屬腑之陽氣中，僅次於膽氣之胃氣。

在各腑之中，除了胃、膽、三焦之外，還有膀胱經（七）、大腸經（八）、小腸經（十）、心經（十一）等，也應該一起被喚醒，這才是正確的全面甦醒過程。

❖ 耳聰目明法

在《以脈為師》書中曾指出，人的老化是由陽氣之衰敗開始，其實這也是孫思邈提出「耳聰目明法」的動機。以這個養生法延緩我們老化的過程，甚至返老還童，恢復一些流失的健康。

有了這樣整體的認識，要如何結合「寅興漱玉津」與〈養生十三法〉呢？我們的研究心得如下：在早上睡醒後、起床前，是身體之高頻開始活化的時刻。此時若順勢做〈養生十三法〉中耳聰目明的部分，就可以把老化過程中，最先衰弱的頭頸部健康加強，以延緩老化速度。因為是順應生理上由熟睡到醒來的過程，自然有事半功倍的效果！

在談到步驟前，先給大家一個觀念：睡醒後，最好不要立刻起床。因為迅速起身下床，會產生姿勢性的腦貧血，以及反射式的短暫血壓上升。年輕人因血管仍柔軟，不會造成大礙，最多有點頭昏或眼前一陣發黑；中老年人就會有暈厥的可能性，更嚴重時會造成腦中風，這種案例在冬天時最為常見。

所以醒來後，剛好利用這個時間做耳聰目明法，不要立刻起身，甚至頭也不要離開枕頭，在床上躺著的狀態下，直接就可以做。耳聰目明法包括兩個部分：

一、髮常梳。

頭躺在枕頭上，利用腹肌力量稍微抬起。將雙手放在頭上，手指稍向內彎，沿著髮際往頭部後方來回梳理頭髮，感覺像是按摩整個頭皮。如果腹肌不夠力，無法將頭抬起，梳理到後方時，可以左右兩邊分開做，先將頭偏左邊以左手撐著，使頭部右下稍微懸空，而以右手梳理右半部，右邊梳理好了之後，再換邊。如此兩邊各

起床前動作（髮常梳）圖示

1 醒來後先不要起床，將手指打開從前面髮際往上梳，稍微用力按摩。

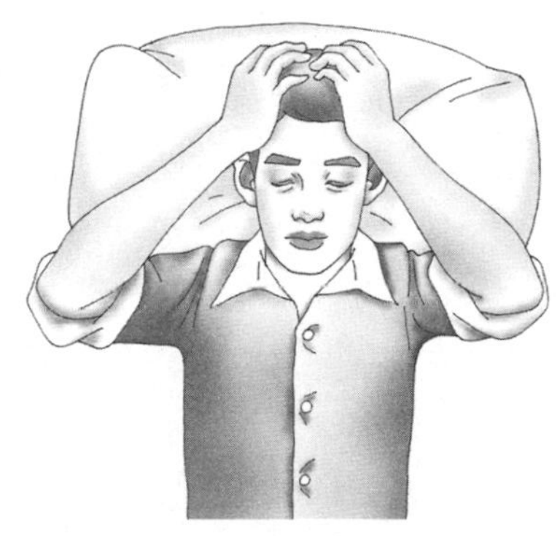

2 用腹肌力量讓頭稍微抬起，雙手一面梳，一面按摩到後方髮際，多按壓髮際部位。

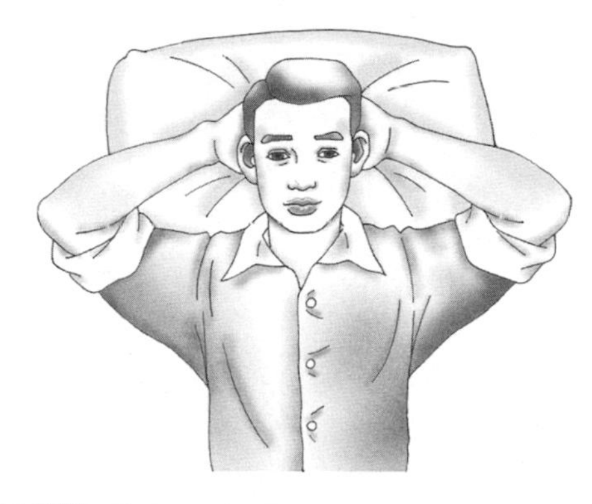

來回梳理十餘次。

接著把按摩重點放在從前額到頸部整個髮際的邊緣。這裡的重要穴道特別多，而且又是最容易出問題的地方，例如在《以脈為師》書中強調的翳風、完骨、風池、天柱、啞門。其他還有頭維、神庭、太陽等等重要穴道，都在這個界限約三公分寬的範圍。

要記住這些穴道的確切位置並不容易，一般人只要沿著頭髮與皮膚的邊界按摩，自然就能按摩到這些最重要的穴道，是一種以簡馭繁的好方法。

二、**面常洗，目常運，齒常叩，漱玉津。**

這幾個動作可以一起做，按摩整個臉部。

「**面常洗**」是按摩臉面，所有臉部的標記，如眉毛、眼睛、鼻子、嘴巴都是重點。按摩前先搓手三十六下，將手搓熱後，以指腹由眉頭掃至眉尾，通常頭尾為重點，可以再加強；接著閉上眼睛，以指腹由眼睛頭按摩到眼睛尾，同樣的，眼頭、眼尾是重點；鼻子則沿著輪廓在鼻子兩側上下按摩；而口部則沿上唇上方及下唇下方按摩，接近嘴角的部位是重點。按摩同時可以**「目常運」**，將眼睛閉上，再用力睜開，並轉動眼珠。

先上下牙齒咬合做**「齒常叩」**，增加牙床的循環，並且能刺激口水分泌；接著**「漱玉津」**，以舌頭按摩上下牙床，然後將口水吞下去，喚醒胃經。

Column

如何分辨痰與口水

做「漱玉津」動作時，很多人會有一個疑惑，那就是「口中的液體都是口水嗎？該吞下去，還是吐出來？」因為口腔中產生的液體不一定是口水，有時是痰或鼻涕，這個問題困擾了很多做此運動的人。

口水有許多酵素、生長因子及營養。而痰卻是身體抵抗細菌或病毒所產生的廢棄物，是身體藉由口腔這個對外通道，把不好的髒東西排到體外的一種功能。

分辨的重要指標為：口水黏性較低，比較像水；痰的黏性較高較稠，甚至會呈彈性塊狀，或是像鼻屎一樣大小，這種高黏度、有些固體狀的痰不會經常出現，通常都是打通頭上某一個瘀點後，才會發生。一般痰都是較黏的，而口水是較稀的。如果一時無法分辨，不妨吐出來，多觀察幾次。先在嘴裡，用舌頭推弄一下，沒有阻力就是口水，稍有黏性的就是痰。然後吐出在地上或紙上（衛生紙比較不好，容易被吸收掉），如果一下子就攤平，就是口水，仍成一團的，則是痰。

痰有寒、熱、燥、濕、風等五種，其中寒、濕、風造成的痰比較不濃稠。而寒痰、風痰多是在感冒時才產生，一般比較容易分辨，受風寒咳嗽了，痰就很多，口水一定被汙染，就少吞下去，多吐出來。

濕痰是比較難分辨的。最常遇到是如何分辨濕痰與口水。濕痰可以成塊，也可以是黏性的，一般以稀薄、稍有泡泡、偏白色的最常出現，這種稀薄的痰要用前面所說的黏性來分辨，就有些困難了。

此時不妨用舌頭將水液貼平在舌頭表面，仔細嘗一嘗味道。口水的話，會有些甜味及淡淡的香氣；如果是痰，因痰的分泌是經由表皮細胞，比較像汗或尿液，再加上一些膿，一定有點鹹味或腥臭，這樣就容易分辨了。甜或無味、有點香氣的水，就可以吞下去；有些鹹味的水，甚至帶點腥臭，一定要吐出來。

15 耳聰目明法的擴大運用

由睡眠中醒來的過程，是人體把留在內臟、頸椎、脊椎的血液分流至頭上的過程。而脖子又是陽氣（高頻諧波）流注之區塊，也是老化最先發生的區塊，因此這個區塊的保健，就成為減緩或對抗老化的重點。

❖ 喚醒陽經，打通阻塞

依照前面所述，睡前將頸椎、胸椎拉開，同時又讓腦子休眠，各組陽經雖不是血液灌流的重點，但由於腦子正處於休眠狀態，身體所提供的氧氣與能量，仍大於腦子所消耗。此時腦子仍可做許多整補與修復的工作，並與內臟同時進行。

而醒來的過程，則是將休息中的陽經喚起，並加強提供氧氣與能量。此時正是改進這些陽經的大好機會，與根據春夏秋冬規劃季節養生，其實是一樣的道理。

陽經開始活化，引進新鮮血液與氧氣。此時正是日出清晨，樹木花草也由呼吸作用轉換為光合作用，而大量排放出氧氣；人的肺經（子午流注，寅時在肺）剛啟動，是最為活躍的時段，剛好可以由空氣中吸入大量氧氣。

在這時候做洗面、梳頭、按摩五官、脖子等動作，以喚醒陽經，最容易打通阻塞，矯正缺陷，是要好好把握的時光。

❖ 放鬆關節，隨時可做

雖然最原始的做法是講究時辰的觀念，但這些睡前與醒後的功夫，並不限於晚上睡覺才能做，中午的午休或早上運動後的回籠覺，任何時間想要躺一下，都可以進行。

尤其是睡前或躺下之後，伸展脖子、胸椎、肩膀的動作，可以在十秒鐘之間迅速完成，並不會占用睡眠時間，但卻能換來整個睡眠時間的復健功效，是非常有效又輕便的動作。

其實這個動作還有兩個可以推展的方向：

一、在部位上推展

我們在前面曾介紹過，保護骨骼、關節的健康，最重要的是不要讓骨骼受折、關節受壓。骨骼受折，在放鬆躺平之後，自然就恢復了；但是關節放鬆，卻不是在躺平後必然發生的。所以將關節鬆開，應是每天必做的功課。

當我們站著時，由骨骼撐起地心引力賦予身體的重量，其實這件事對骨頭的成長很重要。太空人在沒有地心引力的環境中待久了，骨頭就會軟化。其實，我們每天需要運動，除了鍛鍊肌肉之外，另一項非常重要的原因就是保持骨骼的強健，對骨骼施予負重，以促進其正常，維持組成成分及有效結構。

要讓關節放鬆，躺著就是最好的狀態，因為垂直的關節不再受地心引力牽引。我們前面介紹伸展上半身的動作，可以推展到全身的關節。

做法仍是以雙手放在耳朵與頭的下方，輕輕上提，全身盡量向下伸展，直到最長狀態。可以臀部及腳後跟幫忙身體伸展，到了極限後，以腳後跟為軸心轉動腳，用腳趾畫圈圈，雙腳腳趾同時向內轉，或同時向外轉，把身體更進一步伸展。此時不但全身關節拉開，腰部以下的關節，也因腳的轉圈，而進一步鬆開。唯一的禁忌是「絕對不要運氣」，除了腳的轉動外，全身都要放鬆。

二、在時間上推展

這個放鬆關節的動作，可以在任何時間做。坐著做比站著做有效，躺著做比坐著做有效。瑜伽的動作中有死屍式，就是靜靜的躺平。如果在躺平後，先放鬆脊椎、腳、腿、肩、肘的關節，再靜躺幾分鐘，效果一定更好。

游泳對身體健康很好，這是大家都知道的事，其實游泳之所以對身體有特別好處，也是相同的道理。太空人在地面模擬訓練在外太空的失重狀態，常常是在水中訓練，這比由飛機以自由落體下降來產生零地心引力的狀態要便宜太多了。所以，浸在水中的狀況與躺著相似，移除地心引力效果是一樣的，此時如能全身放鬆，浮在水面，最好平躺著，或安靜的沉入水中。

將關節用力鬆開後，再從事其他水上活動，這就大大促進了水上活動帶來的好處。因此，游泳不論用什麼姿勢，也請多多伸展並轉動手、腳、身體和頭頸，慢慢的游，我們不是游泳選手，不可能得奧運獎牌，還是多增加幾分健康比較實惠。

16 養生十三法解析與運用

前面簡單的敘述了民間流傳的孫思邈〈養生十三法〉，以下針對這些方法，提出我們研究後的運用心得。

一、**髮常梳：**

我們特別強調，睡醒後，不要立即起身，先用手當梳子，把頭髮梳理一番。梳理的重點，除了膀胱經之外，著重在從前額到頸部整個髮際的邊緣。以手指在此分界處，上、下、左、右，多次緩緩按摩。一旦發現痠痛點，或突出點（當兩手同時在左右對稱的位置按摩，就很容易發現突出點），這些位置就當做「阿是穴」——

這也是孫思邈提出的，就是特別凸起或凹陷之點，按下會痠痛之點。好好做按摩復健，恢復該處的氣血循環，這是防治老化關鍵性的改進。

平時也可常梳頭髮，這就是孫思邈原文之指導。但是依據循環生理的基本原理分析，我們提出這個在清晨醒來、午睡或睡回籠覺時，躺下來做的改進版方案，應該會有更好的效果。

二、目常運：

眼珠打轉，向左、右、上、下四方轉動。這個動作，可以配合轉動脖子的運動同時進行。

首先睜開眼睛，與轉動脖子的運動同時進行，由下巴帶動一起畫∞。有了一段時期的經驗之後，才可考慮閉上眼睛做。即使是睜著眼睛，同時做也很容易跌倒，所以最好是坐的時候做，這樣轉頸、轉眼珠、睜開眼、閉著眼睛都不致摔倒。

最好在辦公一段時間，或看電腦、電視、玩電動二、三十分鐘之後，做個三至五分鐘，頸部與眼睛一起轉；有時睜眼，有時閉眼，一方面矯正脖子，一方面保養眼睛，對眼睛有出其不意的效果。有近視或老化、散光的人，特別要加強，以保固靈魂之窗，也給您一雙水汪汪的明亮大眼睛。

三、齒常叩：

上下牙齒互叩，不需用力，只要上下牙相合並發出聲音即可。主要為增加牙床之循環，所以速度與心跳搭配較佳。此時自然會產生口水，如果不黏、不鹹就要吞下。即使口戴假牙，也可做此運動，因為保健的是牙床，牙齒真假並不影響。

四、漱玉津：

此動作除了吞口水外，也可以舌按摩牙床。上牙床、下牙床都按摩幾遍，也可與「面常洗」的動作一起做，同時以手在嘴唇外按摩上下牙床。

五、耳常鼓：

此動作在睡覺前的運動中已介紹過。起床之後，也可配合梳頭的動作，雙掌掩耳，耳朵反摺，以食指壓住中指，將食指彈向風池穴；也可與「面常洗」同時做，以手指沿著耳廓，由上到下細細按摩。耳廓上有許多穴道，擰熱後，整個頭面都會覺得溫暖起來。

六、面常洗：

這個動作在睡醒後、起床前做，特別有效。平時也可以做。要記住注意臉上的結構，眼、眉、鼻、嘴、下巴都要加強，脖子前後也可以一起按摩。

七和八、頭常搖和腰常擺：

這兩個動作，除了前面介紹的睡前伸長頸椎，以全身（由頭頂至膝蓋、由上到下）畫∞的動作之外，也可以局部搖頭、擺腰，在適當時候多做幾下，加強脖子與腰部的柔軟性。

九、腹常揉：

吃得太多時，特別需要這樣做，可以促進消化，幫助吸收。如果真的過飽，還可配合敲打與按摩足三里穴。

十、攝谷道：

就是提肛、縮陰，將肛門肌肉往上收緊。此時男生陰囊，女生陰道，也會跟著收縮。這個動作對於練習將氣收斂入骨（請參看《以脈為師》），有相輔相成的效果，對男女之性功能皆有幫助。

十一、膝常扭：

雙腳並排，膝部併攏，微下蹲，雙手按膝，左右扭動。也可配合由上到下畫∞之動作，在膝蓋部位特別加強，除了畫∞之外，也可畫圈。

十二、常散步：

散步是我一直推崇的運動，也是最好的氣功，而且十分簡單，每天走十五分鐘，每個人都會。只要注意大開大展，手的擺動大些，腳也跨開些，抬頭挺胸，

◆奇妙的十五分鐘

十五分鐘是一個奇妙的時間。針灸時如留針約十五分鐘，針灸的效果就能持續二、三個小時，如果超過十五分鐘，則效果仍舊持續二、三個小時，不會增長；但少於十五分鐘，例如十分鐘，則效果只能持續一小時左右，也就是效果大大的減縮了。所以對一般運動，我們都建議以十五分鐘為一單位。一定要做這麼久，至於要不要做更久，就看自己的時間或喜好了。

腰部放軟，腹部放鬆，以自己覺得舒適、寫意的步伐，就能輕鬆運動。

建議一分鐘七十步左右，也就是比平時的心跳，快個三、五拍，走上十五分鐘，對身體非常有益。

十三、腳常搓：

搓腳的重點是腳底中央的湧泉穴及腳後跟。這兩個區塊都是腎經的位置，而腎是所有能量的來源，在血液循環上是僅次於心臟的重要器官。把腎經保養好，則心腎相交，對身體有最佳的增強效果（請參看《以脈為師》），所以中醫認為腎為先天之本。

而以熱水泡腳，也有異曲同工之妙，尤其是冬天睡前將腳泡暖，同時搓揉腳後跟及湧泉穴，更是保健良法。

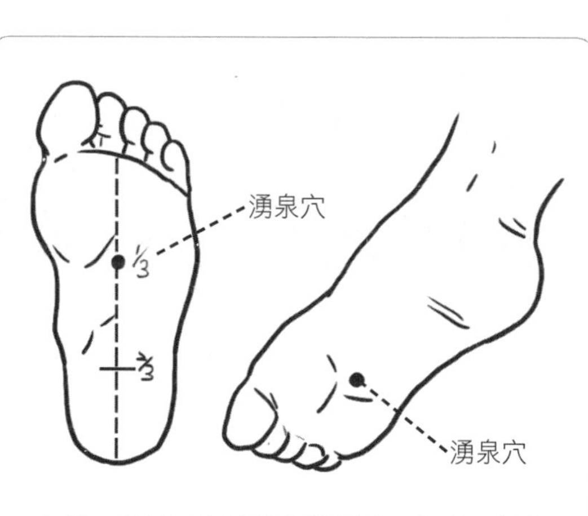

在第二與第三腳趾間往腳跟畫一條線，線的前1/3位置，就是湧泉穴。

十四、敲小腹：

這是在十三式之外，我另外加上的一個動作。這個動作以手握拳敲打小腹，以虎口端或小指端皆可，在小腹上下約二十公分的範圍中敲打，如果感覺不會太痛，在可以忍受下再逐漸多用點力。上上下下敲打，在特別有痠痛感的位置多敲幾下。這個動作可以代替收氣外，也可改善頻尿、月經不調（月經來時暫停敲打）、攝護腺肥大等問題。此動作可與其他如「腰常擺」、「常散步」同時做，以收一舉兩得之功。

PART 5

由養生法看流行之保健運動

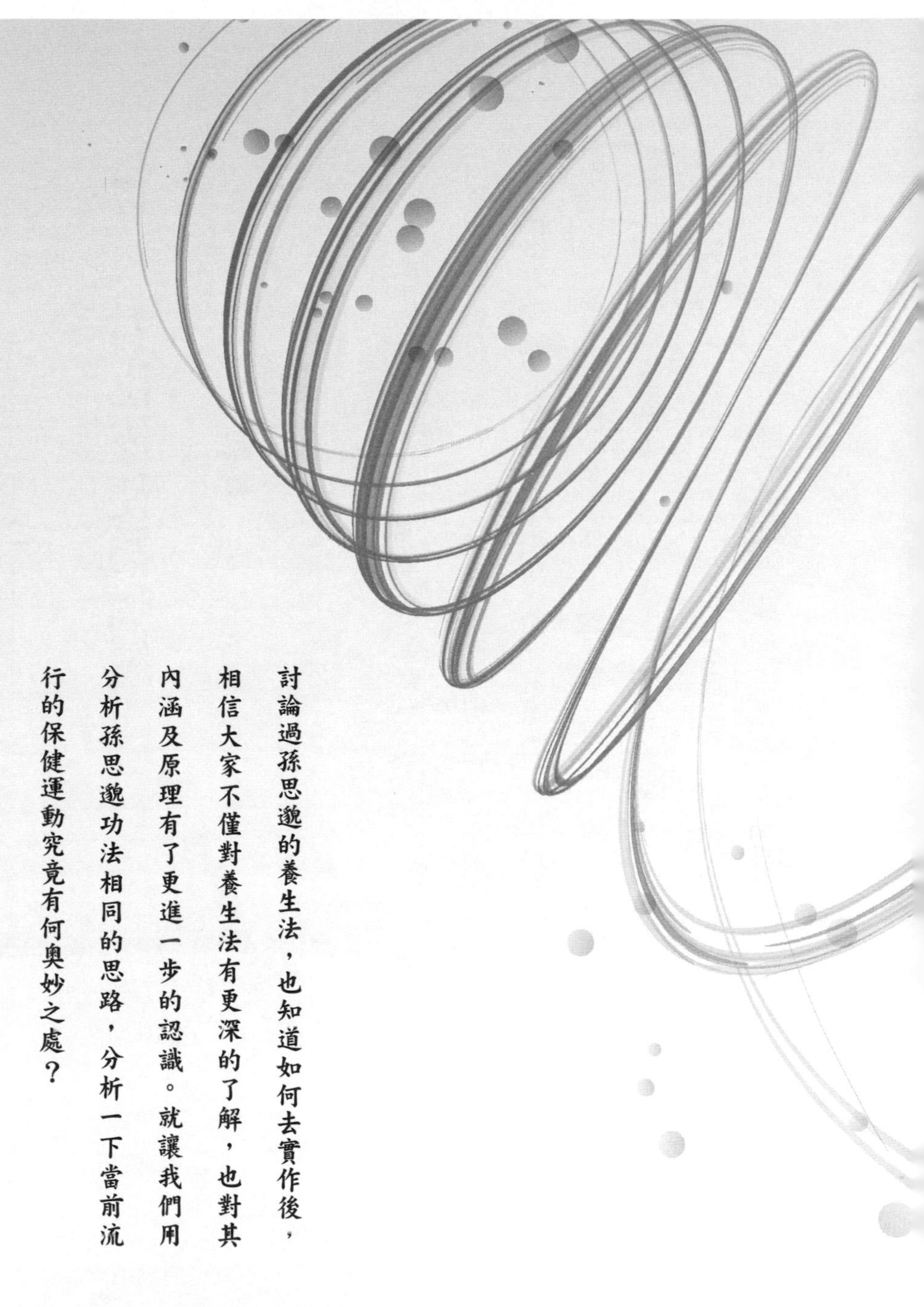

討論過孫思邈的養生法，也知道如何去實作後，相信大家不僅對養生法有更深的了解，也對其內涵及原理有了更進一步的認識。就讓我們用分析孫思邈功法相同的思路，分析一下當前流行的保健運動究竟有何奧妙之處？

17 君臣佐使拍膽經

拍打膽經是很流行的保健運動，是傳統拍打功提綱挈領的做法。時下還有人推行全身到處拍打，而且用力拍打的一派。但是毫無法則的到處拍打、用力拍打，一定會把全身的氣都拍散。如果你身體非常虛弱，這個拍打的動作，可以有些增強循環的作用；不過，當你的循環狀況還好或很好時，這個亂拍、亂打的動作，反而會破壞原有的良好循環。

中醫常說「氣行血」，這句話表示血壓波是推動血液流動的動力。而血液流動的動力，一是來自心臟的推力，二是血管經絡的協同作用。心臟的推力，大家都容易了解，西醫也是一樣的看法。至於第二項，血管經絡的協同作用就比較難理解。

我先打個比方：以籃球選手練習投籃為例，投籃的動作，是全身肌肉、骨骼在大腦、小腦的精密計算與肌肉精確操控下的動作。投籃要投得準，只有一種訓練的方式，那就是不斷的練習。其他的體育動作，如踢球、丟球……也都是一樣。

❖ 拍打與氣血的關係

其實人體氣的運行，也是相似的現象。氣要運行順暢，除了心臟要有力之外，血管經絡的協同作用，就像訓練投籃一樣，要經過長期不斷的訓練。打拳、走架、靜坐……等都是這種訓練。無論是血管的收縮放鬆，或每塊肌肉的用力與協調，唯有長時間練習，才能更平順的將氣（血液壓力波）由心臟送到身體各部位。

所謂體內真氣運行，或是體內有氣，其實是像投籃一樣，由大、小腦加上交感和副交感神經的精密計算與操控所達成的。這個自動控制，使得血液以最小的阻力，流到身體的各個部位，包含內臟、經絡、肌肉、皮膚……。如果在身上，尤其是穴位，加以重擊，這就是點穴。不僅阻礙氣血循環，嚴重時，還可能因血循環嚴重阻滯，神經失去感覺及傳送信號能力，造成痲痺，甚至昏倒。使勁用力的在身上拍打，就如同「在身上點穴」，不但不能改善氣血循環，反而造成氣血阻滯。

這個阻滯的現象，對氣血愈通暢或身體狀況愈好的人，傷害愈大。反倒是全身氣血不通的人，用力拍拍打打，或許把能量送些進來，因而有些改善。同理，用力拍打在氣血不好的部位，對身體比較有幫助；而拍打在氣血暢通的部位，就要小心拿捏在適當力度、適當時間，最好與心跳同步，在心臟把血液壓力波送達此部位時，與心臟力道相輔相成，才會有好的功效。但是又有多少人抓得住這個要領，抓得準這個時機呢？

膽經是上頭的主要經絡，也是老化過程中最早衰弱的經絡，而且是三（脾）、六（膽）、九（三焦）這三個共振頻的中心。人的老化會降低抵抗力、免疫力，也是因為這個遊走全身三、六、九之氣逐漸退化所造成的（請參看《氣的大合唱》、《以脈為師》）；而人的老化由脖子歪開始，也是將三、六、九諧波之能量一起往下壓迫而發生的。

膽經位置圖

▶ 膽經從頭側到腳趾分布在身體外側，拍打時不只要拍打腿側，臉側也可輕拍，以引導氣血，活絡膽經。

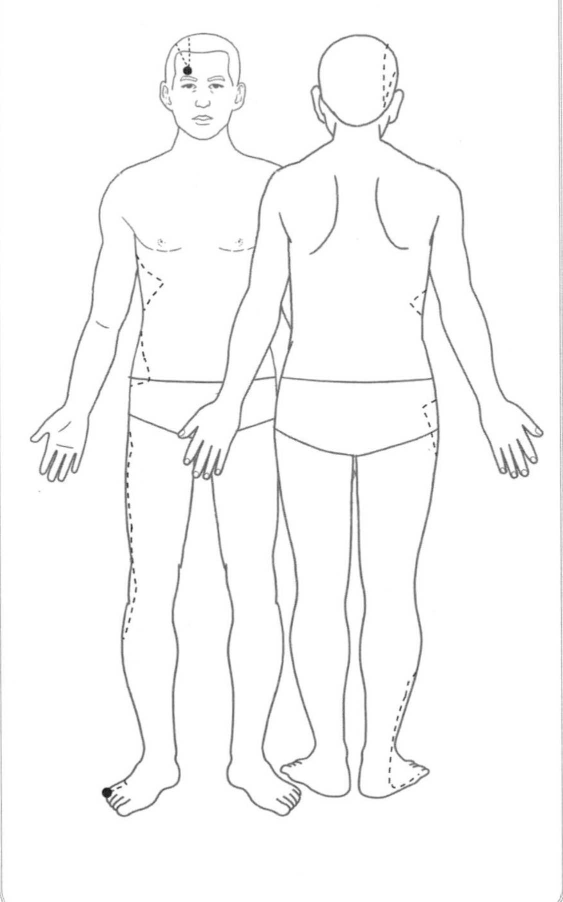

由以上分析可以了解，保健脖子與膽經有很多可以相通的地方。但是這兩者之間有何不同呢？

我們引領的轉脖子動作，是以矯正脖子的骨骼結構及肌肉強度為主；而敲打膽經，是希望經由拍打，對已經虛弱的膽經，增加一些外加的能量。

在分析拍打功時，曾指出拍打的動作，用在身體虛弱的位置比較有好處，而且也比較安全，不會有反效果。

在一般正常的老化過程中，脖子是第一個退化的，而退化的熱點就在脖子上，尤其是頸椎的第一、第二關節。

這個骨節的歪斜，是由於長期姿勢不良，造成肌肉疲勞。而長期的肌肉疲勞，使得肌肉無力再拉住已經歪斜的脖子，也無力維持通過頸部經絡之暢通，首當其衝的是第三、六、九諧波，也就是脾經、膽經、三焦經。

❖ 拍打膽經的復健處方

經由這些病因分析後，讓我們來開立一個復健的處方。這也是我在《以脈為師》一書中大力提倡的要有君、臣、佐、使。

一、君：

做拉鬆並轉動頸椎之運動。以晚上頭在枕上為主要運作時間，白天可在早晨或下午做轉脖子畫∞的動作。

二、臣：

按摩頸部、梳頭髮、乾洗臉（包含眉、目、鼻、口、齒等）。在清晨醒來後，頭不離開枕頭，躺在床上做；白天可隨時做。

三、佐：

手腳並用，大步行走，配合心跳約每分鐘七十餘步。這個行走功，很像中藥的甘草，一方面有些強心補腎、增強循環的功能，也能調和全身氣血，將君、臣、使之功效和諧化，利於將這些功法效果收為己用。

四、使：

拍打膽經，尤其是大腿外側、脅下，一直到臉的側面、太陽穴，以引導氣血進入膽經，加強君、臣、佐的功效，更加集中於膽經。

透過這樣全面性的復健處方，不但更能讓膽經的氣血順暢，也能達到常保青春之效。

18 海豚式甩手功

甩手功是類似行走功的設計，原則上也該每次做上十五分鐘。這個甩手的動作，以動上肢為主，而規律性動作有強心補腎的功效，尤其加上「蹲下」的動作，就是為了引導收斂腎氣。

甩手的動作，是手在往前、往後擺時稍微用力，所以稱為甩手，這個功法已流傳很久，也流行很廣。

這是個廣效又沒有副作用的動作，而且以甩手為主，運動肩膀的效果特別好。對第三、六、九諧波皆有助益，也對心、腎有補益，但是仍以加強脾經（三）為主。

而為了強化對脖子的復健，我們將此功法加進身體的前、後運動。當手往後擺時，胸與肚子向前；手往前擺時，則向後。肚子向前時，頭向後微仰；而肚子向後時，頭向前微低，這樣做起來更像海豚在游泳，成為全身的運動。尤其是頭部的後仰、前彎，更加強了針對脖子的復健。

這個甩手動作原本在復健脖子的處方中可占有佐的

海豚式甩手功圖示

1 ▸ 將手往前擺動到胸前，小腹後縮。

2 ▸ 將手往後甩，頭與胸部趁勢仰起。

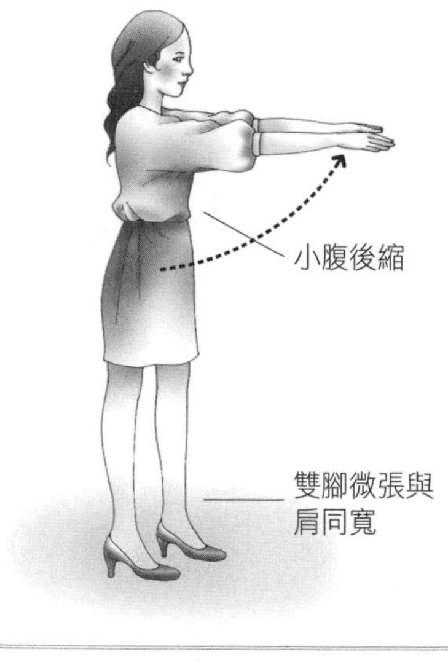

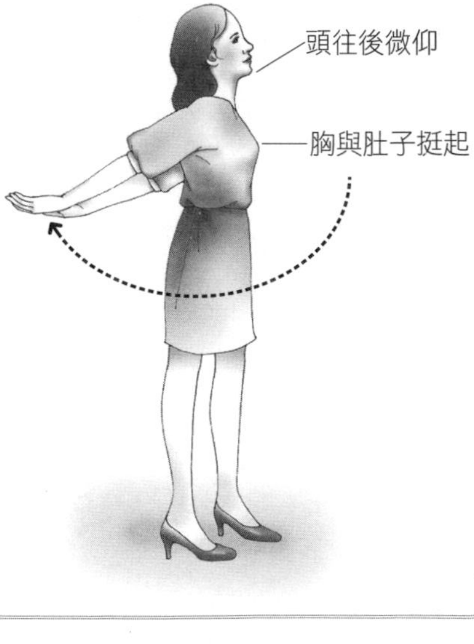

地位，如同行走功一樣。但如果再加上頭部、腹部的前彎後仰，就可提升至臣的位置了。

這裡開的這帖復健處方，是針對脖子的歪斜，壓迫了三、六、九諧波的症頭而開發，並不是全身性普遍的養生功法。

要達到全面的養生，仍以太極拳、香功、養生十三法、華佗五禽戲、八段錦等內外兼修的功法較為完備，但這需要長時間的學習體驗、自我研究，才能顯其功、彰其效。

PART 6

脈診與經絡

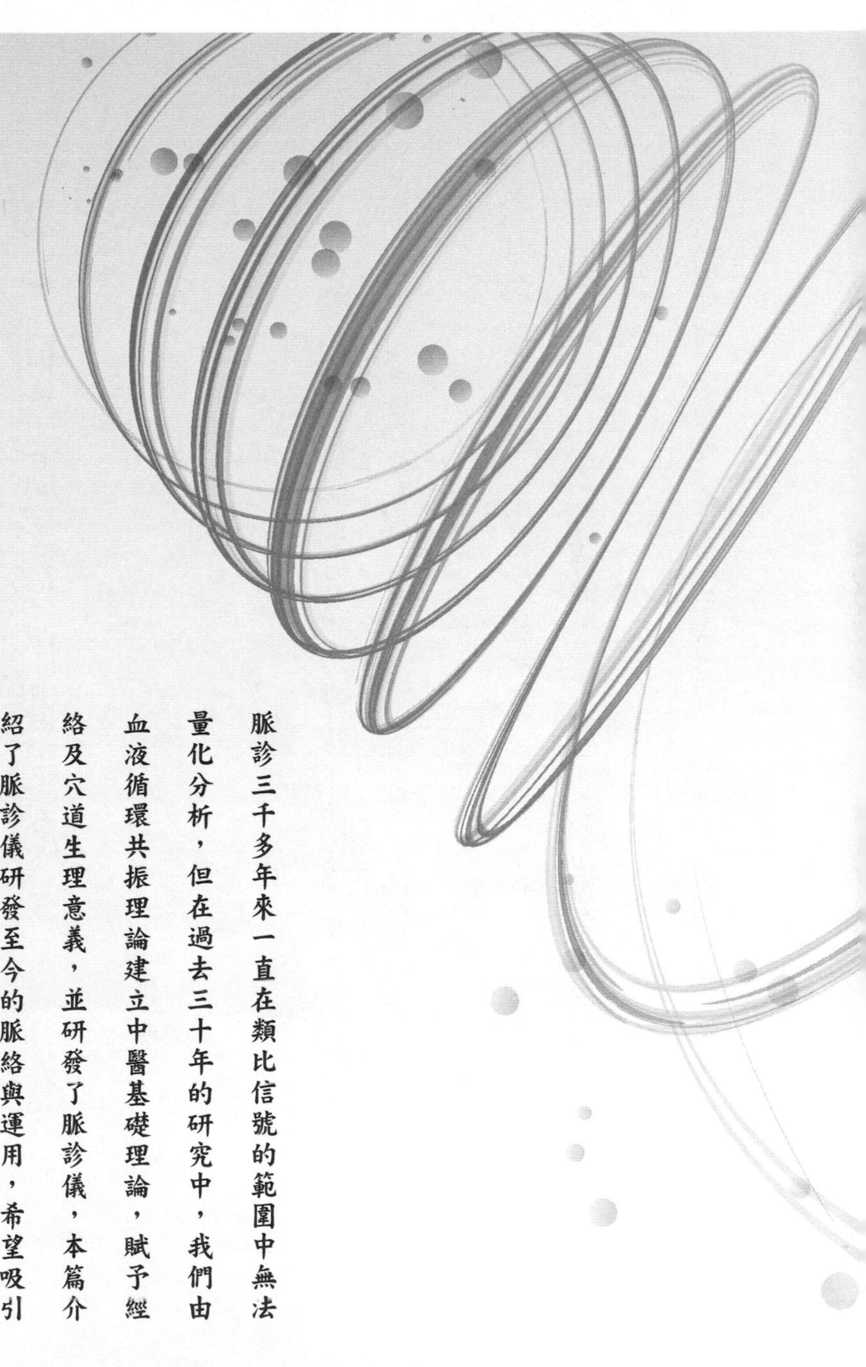

脈診三千多年來一直在類比信號的範圍中無法量化分析，但在過去三十年的研究中，我們由血液循環共振理論建立中醫基礎理論，賦予經絡及穴道生理意義，並研發了脈診儀，本篇介紹了脈診儀研發至今的脈絡與運用，希望吸引更多人投入發展的工作。

19 研發脈診儀的動心起念

中醫理論中最精華的部分是十二經絡與相關穴道。這個理論體系自遠古開始，其間沒有看見研究發展的過程，因為當被記載入《內經》之時，已是完整而成熟的體系。

而《內經》以降，至今二千餘年都沒有絲毫更動。一個學說或科學理論體系，沒有研發的經過，一出現就是完整的系統，之後也沒有任何更正或改進，這在科學史上是個奇蹟。

以現代醫學而言，維生素總是一個一個逐漸發現，歷經百年後還是有新發現。

化學元素週期表由十幾個元素開始，近年來已經發現上百種，也是經過近百年不斷地發現而累積。

但中醫在脈診上的理論就不同了，由扁鵲提出二十二脈開始，至今已經三千多年了，各家各派的理論不斷地提出，卻是說法不一，互相矛盾。就是現代依據二十八脈設計開發的儀器，也是不知道用五十克加壓或一〇〇克加壓才叫沉，或者三十克加壓叫浮？

而寸、關、尺究竟如何對應內臟及經絡，同樣也是各說各話；左手、右手各屬不同臟器，也是無法證明，沒有一致的見解。

❖ 回歸數位

脈診三千多年來一直在類比信號的範圍中打滾，類比信號在定量上是困難的，分析上更是不可能完備。

在近代中醫科學化的進程中，比較科學的方法與儀器，是日本人中谷義雄發明的良導絡，以及德國人傅爾發明的電針灸（EAV）。這兩項發明根據的理論是中國的經絡與穴道學。

日本人與德國人都非常喜歡中醫，也做了長時間的研究。這兩個國家特別重視一板一眼的工作，而經過他們長期的觀察及研究後，竟不約而同選擇了穴道及經絡做為中醫科學化的切入點。

如果由中醫診斷的手段——望、聞、問、切來分析。只有「切」一個手法，西醫開發了血壓計，但是尚未理解脈波波形中含有什麼訊息。所以「切」就是中醫切入科學的最佳機會，也是最佳切入點。

要由「切」來切入中醫的研究，就必須由生物力學及生理學入手，也就是從血循環生理學「切」入。

血循環生理學在西方是非常重要的學門。而過去四、五十年來的研究，卻如中醫學一樣「各說各話」，幾十年來一直沒有一個比較明確的說法，更不要說「模型」

或「方程式」。

❖ 三十年研究有成

過去三十年的研究工作，我們不斷朝三個方向努力。

一、發表於各專業性期刊中。

（一）生理學期刊之文中：我們由力學的角度與解剖學的結構，分析目前流行的流量理論弱點，並提出解決方案，導出新的統御方程式。以嚴格的數理方法，證明血液壓力波是推動血液進入組織的原動力（氣行血）；而在血管中傳送的特徵向量為其諧波，提出共振之觀念。

（二）在醫學及生物工程期刊之文中：我們做了各方面的實驗，努力證明共振諧波分別對應了中醫之經絡及穴道。把中醫的「切」，與中醫最核心的基礎理論——經絡理論，做了緊密的結合，並以此驗證中醫的重要基礎理論——藥理學及各方劑組成原理。

（三）在另類及互補醫學期刊之文中：我們分析了過去中醫脈診，以人的感覺為標準所造成之「不可靠」，而感覺更是見仁見智，是「心中各自以為」的了然，但指下難明，且無法相互溝通。並將這些以感覺所做的類比分析，轉化為現代科學的儀器測量，以及特徵質與特徵向量之分析，也就是數位化之分析。

歷經過去三十年的努力，我們已成功的由血液循環共振理論建立中醫基礎理論中之精華——經絡及穴道之生理意義。

二、**將各個經絡器官之共振頻，分辨歸類，一一試定出來。**

三、**將過去中醫以類比方式分析的各種診斷、藥理、方劑學，試著改由數位方式來分析。**以促進量化，並引導為現代化之科學，進而開發診斷學，以及各種臨床應用。

❖ 今後之工作

經過三十年脈診的研究，開發至此，在基礎建設上「已接近穩固」。

在所有醫療儀器的開發歷程上，開發初期是多由科學家去研發，但當發現有了一定生理學或解剖學的應用之後，就是該由醫生們接手的時候了。企望在臨床實務與應用上有更多的發現，更加完善脈診研究與脈診儀。

20 由醫學診斷歷史看脈診的未來

醫學的發展追逐著診斷能力而進步。當我們能診斷細菌之感染，所有細菌性的傳染病就得到較好的控制。由於診斷細菌的最有效工具是顯微鏡，所以是發明了顯微鏡，我們才確定了細菌的存在。以後的細菌培養、抗生素發明等，都是由顯微鏡來直接觀察細菌的數量、種類，確定這些發明的功效。

診斷學畫出了生病的地圖，引導我們治療的道路，就像衛星導航系統一樣，引導著病的偵察及病的治療。（請參看《以脈為師》）

而診斷學的發展由儀器的開發引導；細菌感染的病理則由顯微鏡引導；而骨骼

及各器官的形態，X光機是引領的工具。

這些儀器的開發，多是工程師、科學家、生理學家和醫生共同合作完成的。在開發的過程，醫生是配合的角色，但是儀器一旦可以使用了，醫生就成了主角。

開發一個儀器是由少數人完成的。而發展這個儀器的應用，就需要大量人力的參與，每個人在自己熟習、專長的方向去努力，把自己培養訓練成這一種病或這一種症的大專家、大名醫，然後名利雙收，這幾乎是所有醫療儀器發展的共同過程。

由科學家、工程師、生理學家、醫生共同發明並開發，而後由醫生主導，將之應用到各種疾病的偵測、預防、治療、癒後調養……。

而脈診儀是一個更有趣的醫療儀器，不侵入，沒有任何危害，且繼承了中華文化至少五千年的傳承。過去先聖先賢的智慧，需要我們去驗證；過去常用的治則、治法，也需要我們以科學方法推廣。

這個工作量就是前無古人了。

以往新的醫療儀器在供人使用前，從來都沒有堆積過這麼豐富的知識，這麼長的歷史，發生這麼多的爭端與這麼多的讚頌。

這個儀器需要更多人參與發展。

因為沒有任何侵入或副作用的傷害，不需任何防護，只要懂得一些基本判讀規則，所有對中醫、生理學或任何西醫的分科，甚至蒙醫、藏醫……任何對傳統醫學有興趣的人，都可由此工具加以研究，並開發新的見解與治法。就像過去五千多年來參與中醫發展的人，三教九流都能成就一家之言。

21 簡介脈診判讀參數

❖ 變異率

變異率（CV）顯示脈的穩定度。此穩定度之數量質，有兩個來源：一個是由機器使用不良而來；另一個是真正的生理信號，也就是「風」之大小值，亦是缺氧的狀態。此值愈大，表示缺氧愈嚴重。如果你用過傅爾電針（EAV），這個參數與傅爾電針所量的電壓下墜速度是相似的性質。

在判讀變異率時，第一個注意點是在各諧頻中變異率之最小值。這個整體諧頻變異率之最小值，可視為此次測量操作時的穩定量，是機器在使用時，操作者及受測者的安定指標。此值如超過〇・〇五，表示穩定度不夠；超過〇・一〇就必須重做，此次量測當做失敗。

表一　血壓脈波諧頻分析報告

性別：M　　左／右手：L　　年齡：34
心跳率：089bpm　心跳變異率：04.0%
量測日期及時間：2013-08-26 13:06:08
量測檔名：TW13061701513080016

諧波	能量密度	變異率
C0	0.369	0.033
C1	0.751	0.105
C2	0.710	0.086
C3	0.265	0.270
C4	0.168	0.037
C5	0.109	0.156
C6	0.054	0.099
C7	0.029	0.071
C8	0.017	0.114
C9	0.009	0.110
C10	0.004	0.157
C11	0.002	0.071

- 能量密度：血液的供應量，與良導絡要想量的生理參數相似。
- 變異率：缺氧之狀態，與傅爾電針要想量的生理參數相似。

如果連續發生最小變異率超過〇・一〇，則有兩個可能：一是受測者已非常虛弱，病得很嚴重；另一可能就是儀器需要校正了。不妨再做一個比較正常的受測者，如果最小變異率仍大於〇・一〇，那就確定是儀器需要校正。

變異率表示缺氧的程度，也就是中醫所謂的「風」。一般而言，由臟至腑頻率愈高，則變異率愈大。所以變異率應該是由第〇諧波至第十一諧波緩緩上升。如果中間有一個諧波的變異率忽然變大，就是獨大者病，表示這個經絡缺氧比較嚴重。而變大的愈多，愈是鶴立雞群，表示愈嚴重。

變異率與傅爾電針所測量的是相似性質的信號。缺氧愈嚴重，就有該經絡所主之病或症狀會出現。首先可以參考《內經》或各種中醫教科書，以了解該經絡所主之病，這是診斷的開始。使用時可依據望、聞、問、切，進一步了解受測者脈與症的關係，如此以脈為師，一步一步的改進，推進自己綜合診斷的能力。

而振幅（Amp）表示每個經絡充血、送血之狀態，與良導絡所測相似。正常人本就有個「平人」的分配比例，這個比例與變異率剛好相反，由臟器之低頻到腑的高頻，其比例是愈來愈小。也就是由第〇諧波至第十一諧波，一個比一個小，正常人都是緩緩下降。如果有一個諧波的振幅忽然變小，也就是與前後的諧波比較後，其振幅不在兩者中間的位置，這就是「獨小者病」，表示由此經絡所主掌的各種生理現象，發生虛弱的現象，或者說是生病了。

有了這個基礎的認識，我們就可以對各個經絡的變異率及振幅做進一步分析。

❖ C0的指標說明

C0為心臟在一次收縮時輸出之統合力量，這個力量如果需要變大，表示血管及臟器比較硬化，所以心臟必須比較長時間的作功，才能將血送達各器官及組織。因此C0可視為心血管系統的體檢指標。這個值愈大，表示心火（君火）愈大。（請參看《以脈為師》）

心血管愈老化，C0就愈大。在表二中可看出男女之C0參數在隨著年齡增長時的一般數值。

做過脈診之後，可以參考這個數值，就知道自己心血管的健康狀態，大約已相當於幾歲的人了。

❖ C1的指標說明

C1是肝及肝經的指標，當吃到有「毒」或不宜在體內久留的東西，就需要靠肝臟去分解，所以喝酒或喝咖啡，都會引起C1值上升。正常人的C1值也會隨著年齡變大而增加，這個值變大在中醫稱為肝火或相火。（請參看《以脈為師》）

在沒有吃進對肝臟增加負擔的食物或飲料的情況下，男女之C1參數隨著年齡增

表二　男女年齡與C0參數對照表

年齡	男	女
30	0.33	0.38
40	0.36	0.41
50	0.40	0.45
60	0.43	0.49
70	0.47	0.53
80	0.50	0.57
90	0.54	0.60

▶ 附註：如C0女小於0.3，男小於0.26，同時脈波很小，或心縮壓小於100mmHg、心舒壓小於60 mmHg，則是心臟衰竭的前兆。應可由望其氣色判斷。

長的一般數值，可參考表三。

這兩個老化指標的受測結果，會隨著受測者的食物、飲料或心情，而有些許的改變，但仍不失為健康狀態的客觀指標。

從前面兩份表來看，C0和C1這兩個指標，愈接近三十歲之值，表示愈健康；同時也表示，人到了三十歲，就開始老化了。

所以從事保健運動，愈年輕開始愈好。而且最好在三、四十歲之間，就不要再從事過度消耗體力的運動，如田徑、球類等激烈的運動或比賽，而改為快走、慢跑、爬山、太極、氣功等，以養生為主要目的之慢活運動，就能減緩這兩個參數變大的速度。

表三 男女年齡與C1參數對照表

年齡	男	女
30-40	0.80	0.80
50	0.95	0.95
60	1.10	1.05
70	1.20	1.15
80	1.25	1.20
90	1.35	1.30

▶ 附註：如C1小於0.72，則有脂肪肝、肝纖維化之可能。

而針對一些保健、復健的運動是否有效，我們也可以藉由這兩個參數為指標，來了解運動、拳法或者靜坐，是否真的對促進健康及延緩老化有具體的功效。其實只要這兩個指標變大了，就是老化，就是病態。至於相當於幾歲，只是給個有趣的參考。

C2的指標說明

C2是腎經及腎的指標。這個指標是人的先天之本。先天好的人，此數值大；先天不足的人，這個數值小，請參考表四。

如果男生不足〇・五，女生不足〇・四五，就表示先天不足。這種人容易心腎不交。因為腎氣不足，造成心火（C0）變大；而C2數值愈小，代表腎

表四　男女C2指標

	男	女
先天不足	0.50以下	0.45以下
標準	達0.54	達0.48
先天強	達0.60	達0.55
先天非常強	0.70以上	0.65以上

氣愈虛。（請參看《氣的樂章》）

這種人更要小心保養，努力健身，多做站樁或靜功，這是非常重要的。因為中醫認為動則生陽，也就是動功多補到陽氣，即「腑」之氣，是高頻的諧波，尤其是第六諧波之膽經、第九諧波之三焦經，反而會讓腎氣更虛。

腎氣虛的人容易累，因為元氣不足。而且腎氣虛，容易過敏、感冒、耳鳴、眼花……知道了自己的體質，對於保健養生會有更精確的規劃，也可以請會看脈診的專家，為你打造一個私人專屬的運動，來增強自己的先天之氣。但先天之氣是要長時間培養才能有成。（請參看《以脈為師》）

❖ C3的指標說明

第三諧波C3：脾經。脾是後天之本。所謂後天，就是容易經由自己鍛鍊而改善，也容易以食補、站樁、氣功……來增強，而且很容易短時間就見效。

中醫一般所謂的補藥、藥膳，很多是針對補脾的，如人參、黃耆、枸杞、山藥等，甚至提神的茶葉、咖啡都是補脾。

脾為什麼好補呢？因為三、六、九互為諧波，而第九諧波是全身的共振頻。這個共振頻也是身體的能量，或是氣與外界接觸、交換的管道。

練功時最容易鼓動的是第九諧波。受外在影響而牽動的也是第九諧波，因為第九諧波是三焦經之共振頻，是以全身為一個共振單位的共振頻，也是練外功的人發氣時的共振頻。（請參看《水的漫舞》）

所謂金鐘罩、鐵布衫這類功夫，也就是將氣血充滿在三焦經——全身之腠裡，由一層充氣（血）軟墊所形成。因為是彈性充氣（血）的軟墊，所以耐壓、耐打。而將此能量集中在手掌，就成了鐵砂掌，同樣耐壓、能打，可以劈磚、碎石……。

第三諧波所以為後天之本，就是因為可透過三、六、九的共振關係，直接與第九諧波交換能量，而第九諧波是身體中最重要的全身性共振頻，可與外面交通，也可對內支援。因而第三諧波也成為五臟之中，最容易後天增強之諧波，所以稱為後天之本。

但是這個後天之本，也是最容易受到干擾而能量降低的。在我們研究脈診的過程之中，就發現有些人一直有著病毒感染的脈象，也就是一直在傷寒病的感染之中。

這在剛開始是很難理解的現象，因此在早期的著作中，我們總認為這些人是慢性病毒的帶原者，例如慢性肝炎或其他病毒性的帶原，如愛滋、疱疹……等。但是觀察的人數增多之後，就發現顯現這個脈象的人數高達八、九成以上。這些不可能全是慢性病毒的帶原者。因為不可能有八、九成以上的人都是帶原者，這與公衛的統計數字是不相符的。

不久由脈診又發現，有此脈象的人，常伴有脖子上的其他疾病。這才仔細審查，細細推敲，又檢查了許多人後，終於確定「九成以上的人，都有脖子歪了的毛病」。

表五 用以判斷是否脖子歪了的C3指標

	男	女
標準	0.42	0.32
較小	0.30以下	0.22以下

由於並未在以往的中醫文獻找到此病症，因此，可以說是真正由脈診找到的新病種，詳情在《以脈為師》書中有詳細介紹。

❖ 以脈診判斷脖子歪了

至於用脈診怎麼診斷脖子歪了呢？

一般可以脈診儀來診斷C3之值，以男小於○・三○，女小於○・二二來判斷。也可以直接看C3之變異率，參見表五。如果變異率比C2與C4之變異率皆大了約一○%以上，就該先檢查翳風、完骨兩個穴道是否痠痛，再看脖子骨頭是否真的歪了（請參看《以脈為師》），之後檢查頸部其他相關穴道，通常大多也有問題。此時就應該跟著本書所述開始做復健。

而此C3變異率之變大，常會伴隨著C6（膽）及C9（三焦）的變異率也變大；而C3、C6、C9的振幅也可能同時變成較小，表示這個歪脖子的問題更嚴重了。

❖ 診斷肺脈強弱

下面要討論的是肺的問題。

在我們研究脈診的二十多年間，發現肺脈差的人愈來愈多了。肺是中焦的主角，為要衝、為華蓋，此點已在《以脈為師》一書中介紹。

這裡我們討論一下，如何用脈診看肺氣虛弱。

首先看C4的變異系數，一定變大，而且同時C3的變異系數也跟著變大，表示肺的問題更複雜化了。

如果再伴隨著C4的振幅明顯變小，小於正常值〇・二三（男）和〇・一九（女）的六成，也就是男性小於〇・一四、女性小於〇・一二，就可以確定是肺虛了。之後振幅若變得更小，就表示問題更嚴重了，這時失眠、高血壓、糖尿病……都很容易上身。

後記

為中醫藥研究拋磚引玉

我們從一九八四年開始研究脈波，至今三十年了。三十年來我們一直在中醫理論中，找一些有一致說法的部分來研究。

很幸運的，我們選擇了十二經絡的研究，但是沒有從良導絡入手，也沒從傅爾電針入手。這些工具，是以物理學中電磁理論為基礎來研究穴道、經絡，也是大多數物理科學的研究人員較熟悉的。

我們選擇了血液循環生理學來做為項目，這是個非常困難的題目。在這三十年跌跌撞撞的過程中，千頭萬緒，總算在許多岔路的羊腸小徑、荒煙蔓草之中，開拓出一條像樣的路來。

這些研究讓我們把脈學與經絡學這兩個中醫的靈魂思想連貫起來了。所有基礎的理論或思想，都有一個共同的特色，那就是「簡單」。中醫在串起了經絡及脈學以後，可說是「吾道一以貫之」。

中醫可以由F=MA的牛頓力學，經由血液流體力學之統御方程式推導出來，真是神奇。

我們在讚嘆中華民族先聖先賢智慧的同時，也盡一番後代子孫們的責任。現在脈診已經可以儀器化了，可以用科學的方式解釋、記錄、傳授、學習。這只是一個踏實的起步而已。

想想一百多年前的西方醫學界，X光才剛剛由德國科學家倫琴發現，美國的愛迪生及法國的居禮夫人就先後研發製成商業用的X光機與移動的X光車，使X光開始大規模應用至醫療領域。

這也就是現今階段脈診的光景，我們開始有脈診的工具了！過去一百年來，成千上萬的醫生把X光機開發成為今日大家最常用的診斷工具；讓我們期許未來一百年，也許只要五十年，在各位（尤其是會看病的醫師們）的努力之下，脈診也將成為最流行的診斷工具。

最近脈診研究做得好的有許昕（Hsiu Hsin），他在頭皮針的研究上與徐維貞合作，前後發表了十餘篇論文，可在谷歌學術搜尋（Google Scholar）中找到。此外，張修誠在針灸方面、徐則林在單位中藥與著名成方的研究[註]……等，這些都是可以做為參考樣本。

大家可以應用相同或相似的研究方式，來研究一些中醫特有而又不太確定效用的診斷或治療方法；更可開創自己嶄新的研究方式，在下列所舉的例子中挑題目：頭皮針、眼針、耳針、留針、埋線、磁石貼穴、遠紅外線、各種灸法、三伏貼、拔罐、刮痧、刀療……。

而功法中如各種氣功、各種導引、站樁、靜坐、太極拳相關功法等等，都有許多祖傳密技或手法，也都可以拿來做深入的研究。

尤其是靜坐，目前非常流行，因為坐著不動就可以脈診，直接觀察各種坐法，對循環及健康的幫助，進而分辨各坐法的特色，也可分辨哪種坐法最適合自己。

這本書最後有關脈診的部分，呈現的是我們在過去兩年向「脈診」學到的一些心得，也是拋磚引玉的想法。希望有成千上萬的中醫藥愛好者，也投入脈診的研發、推廣、教學相長的行列。

如果現在有一千人參加，兩年後就有這本書一千倍以上的能量。如果有一萬人參加，兩年後就有本書一萬倍以上的能量，還有互相激盪，教學相長，因此產生的靈感及火花。到時，中醫藥不僅能夠復興，更能發揚光大。如此不斷成長，由國內到國外，由中華文化圈到全世界。幾十年後，就能成為第一線的醫學，為人類及動物提供簡單、有效、物美價廉的全方位健康照護。

註：十二經絡之共振頻由此基礎血液循環理論來開發脈診之工具等相關研究，可參見以下論文：

❶ Y. Y. Lin Wang, S.H. Wang, M.Y. Jan, W. K. Wang, The Past, Present, and Future of the Pulse Examination. J. Tradit. Complement. Med 2(3): 164-185. 2012

❷ Y. Y. Lin Wang, T. L. Hsu, M.Y. Jan, and W. K. Wang. Review: Theory and Applications of the Harmonic Analysis of Arterial Pressure Pulse Waves. Journal of Medical and Biological Engineering, 30(3): 125 – 131. 2010

❸ Y. Y. Lin Wang, W. K. Wang, "Anatomy of arterial systems reveals that the major function of the heart is not to emit waves associated with the axial blood motion" J. Physiol., 592(2): 409. 2014

國家圖書館出版品預行編目資料

以頸為鑰（改版）：跟百齡人瑞學脖子保健，輕鬆疏通百病之源 / 王唯工著. -- 二版. -- 臺北市：商周出版：家庭傳媒城邦分公司發行, 2023. 03
面； 公分. -- (商周養生館；46)
ISBN 978-986-272-698-3(平裝)

413.21 103022324

線上版讀者回函卡

商周養生館 46

以頸為鑰（改版）——跟百齡人瑞學脖子保健，輕鬆疏通百病之源

作　　者／王唯工
企畫選書／黃靖卉
協力編輯／葛晶瑩

版　　權／吳亭儀、林易萱、江欣瑜
行銷業務／黃崇華、周佑潔、賴玉嵐、賴正祐
總 編 輯／黃靖卉
總 經 理／彭之琬
第一事業群總經理／黃淑貞
發 行 人／何飛鵬
法律顧問／元禾法律事務所王子文律師
出　　版／商周出版
台北市104民生東路二段141號9樓
電話：(02) 25007008　傳真：(02)25007759
E-mail：bwp.service@cite.com.tw
發　　行／英屬蓋曼群島商家庭傳媒股份有限公司城邦分公司
台北市中山區民生東路二段141號2樓
書虫客服服務專線：02-25007718；25007719
24小時傳真專線：02-25001990；25001991
服務時間：週一至週五上午09:30-12:00；下午13:30-17:00
劃撥帳號：19863813；戶名：書虫股份有限公司
讀者服務信箱：service@readingclub.com.tw
城邦讀書花園 www.cite.com.tw
香港發行所／城邦（香港）出版集團
香港灣仔駱克道193號_ E-mail : hkcite@biznetvigator.com
電話：(852) 25086231　傳真：(852) 25789337
馬新發行所／城邦（馬新）出版集團【Cite (M) Sdn Bhd】
41, Jalan Radin Anum, Bandar Baru Sri Petaling, 57000 Kuala Lumpur, Malaysia.
電話：(603) 90563833　傳真：(603) 90576622

封面設計／朱陳毅
版面設計／林曉涵
內頁排版／林曉涵
內頁插畫／黃建中、陶一山
印　　刷／中原造像股份有限公司
經 銷 商／聯合發行股份有限公司
新北市231新店區寶橋路235巷6弄6號2樓
電話：(02) 29178022　傳真：(02) 29110053

■2014年11月27日初版
■2023年 3 月23日二版一刷
定價300元

Printed in Taiwan

城邦讀書花園
www.cite.com.tw
 ISBN 978-986-272-698-3